たんぱく質と鉄分不足が子供を蝕む

食事でよくなる！子供の発達障害

ともだかずこ 糖質オフスイーツ・家庭料理研究家 著
藤川徳美 ふじかわ心療内科クリニック院長 監修

ビタミン文庫
マキノ出版

はじめに

私は2015年から糖質制限食を実践するとともに、糖質オフメニューの開発や、食事療法・栄養療法に関する情報発信を行っています。

本書で紹介するのは、「子供の発達障害がよくなる食事」です。本書を手に取ってくださったかたは、発達障害と診断された、またはその疑いのあるお子さんをお持ちの親御さんがほとんどでしょう。「発達障害がよくなる食事」と聞いて、どう思われたでしょうか。なかには「発達障害が食事でよくなるわけがない」と思ったかたもいらっしゃるかもしれません。

私もこのような治療法があると知ったとき、それが自分自身やわが子の体に大きな変化をもたらすとは思いもしませんでした。正直にいうと、「薬でもよくならない症状が、食事でよくなるわけがない」とすら思っていたのです。

本書の監修者である精神科医の藤川徳美《ふじかわとくみ》先生は、気分障害、不安障害、強迫性障害、心身症などに対して、さまざまな治療法をとり入れ、日々診療にあたっていらっしゃいます。そのなかで、現代人の「質的な栄養失調」に着目し、「不足しているたんぱく質と鉄分の摂取《せっしゅ》によって、うつ病やパニック障害が劇的によくなる」という臨床結果を多数得ていらっしゃいます。

私が藤川先生のことを知ったのは、２０１５年の秋でした。

実は、私は社会人になった19歳のころから、毎年夏になると食欲がなくなり、体重が激減するようになっていました。食べられないときは、だいたい不眠も重なり、体力がなくなって、ひどい夏バテ状態に陥《おちい》るのです。精神的にも不安定になり、パニック発作《ほっさ》を起こすこともあって、仕事も長続きしませんでした。

２００６年に長男を出産して以降は、子育ての不安やさまざまなストレスが重なり、精神科で処方された薬を服用するようになりました。診療を受け始めたころはハッキリとした病名は告げられませんでしたが、あとで診断書を出されたときには「不安障害」と書かれていました。

そんなとき、たまたまＳＮＳ（ソーシャル・ネットワーキング・サービス）で藤川先生の記事を目にしたのです。「たんぱく質と鉄分の摂取で、うつ病やパニック障害がよくなる」という理論に最初にふれたときは、先ほど述べたとおり、「薬でよくならない症状が、食事でよくなるわけがない」と思いました。

しかし、考えてみると、私は子供のころからものすごい偏食でした。よく便秘と下痢《げり》をくり返していたので、食事はおかゆやうどんが中心。肉も魚もあまり食べられず、ポテトチップスやチョコレートなどのお菓子が大好きでした。就職して独り暮らしを始めてからは、忙しさから、朝ごはん抜きはあたりまえで、うどん、そうめん、そば、豆腐といった、のどごしのよいものばかりを食べていました。たまに食べる朝ごはんがポテトチップスだけという日もありました。

また、19歳のときに会社に献血車が来て、私は上司にいわれるままに献血をしました。夏バテをするようになったのは、その年からです。もしかすると、それまでの偏食と、献血で血を抜いたことが、たんぱく質と鉄分不足を招き、体調の悪化につながったのかもしれません。

そういえば、月経が始まった中学生のころから、私は顔にシミができるようになりました。藤川先生によると、鉄分が欠乏するとコラーゲンが劣化し、シミや肌荒れの生じることがあるそうです。学生時代に、よく「顔色が青白い」と学校の先生に心配されていました。このころからすでに、私は鉄分が足りていなかったのかもしれません。

2016年3月に、藤川先生が院長を務める「ふじかわ心療内科クリニック」を受診し、貧血の検査を受けたところ、私のフェリチン値は43ng／ml（女性の基準値は5～157ng／ml）

でした。フェリチン値とは、鉄分を貯蔵しているたんぱく質の量を表し、一般的に貧血の指標となるヘモグロビン値が正常であっても、フェリチン値が低い場合は「隠れ貧血（潜在性《せんざいせい》鉄欠乏症《てつけつぼうしょう》）」というそうです。藤川先生はフェリチン値が低い状態を鉄分不足としてとくに問題視し、その目標値を１００ng／mlに設定していらっしゃいます。その指標に照らし合わせると、やはり私は鉄分不足だったのです。

しかも、藤川先生は「母親がたんぱく質・鉄分不足だと、その子供に不登校やチック障害（突発的で不規則な体の一部の速い動きや発声をくり返す障害）といった心身症の症状が現れることがある」、また「母親のたんぱく質・鉄分不足は子供のたんぱく質・鉄分不足も招き、それが発達の遅れ、多動などの症状と関係している可能性が高い」ともおっしゃっています。

私には2人の子供がいます。２００６年に生まれた長男は小学1年生のころから忘れ物が多く、2年生では足が遅くて友達との遊びについていけない、3年生では人とのコミュニケーションがうまくとれないなどのトラブルが目立つようになっていきました。検査の結果、４年生の夏に、発達障害の一つである「注意欠如・多動性障害（ＡＤＨＤ＝Attention-deficit hyperactivity disorder）」と診断されています。その年の6月に近くの小児科で血液検査を受けたとき、私の強い希望でフェリチン値も調べてもらったところ、25ng／mlしかありませんでした（小児の基準値は100～300ng／ml）。

発達障害に食事なんて関係ないと思っていたのに、私も息子も、藤川先生のおっしゃっているることにピッタリ当てはまっていたのです。

この事実に直面したときのショックは、言葉ではいい表せないほどのものでした。自分の食に対する意識の低さ、知識のなさ、さらには医師ですらそのことを認識せず、適切な対処をしてくれていないケースが多い現実に、私は愕然《がくぜん》としました。「頭が真っ白になる」という表現がありますが、このときの私は頭が真っ白どころか、真っ黒になりました。ショックと絶望で、打ちのめされた気持ちになったのです。

もし献血の前にフェリチン値を調べてくれていたら、私が血を抜いてさらに鉄分不足になることはなかったかもしれない。私に正しい知識があれば、妊娠中も「鉄分をふやしたい」と医師に訴え、鉄剤を処方してもらうことができたかもしれない（実際、妊娠中はヘモグロビン値がどんどん下がっていたにもかかわらず、鉄剤が処方されることはありませんでした）。病院で鉄剤を処方されなくても、知識があれば自分で鉄のサプリメント（栄養補助食品）を飲むこともできたはず。そんな思いがこみ上げてきて、私はとんでもないことをしてしまった、と強く後悔しました。

私と同じような思いをする人を少しでもへらしたい。そのためには、食事の大切さを一人でも多くの人に伝えなければ——それが、本書を書こうと思った理由です。

「母親の栄養状態が子供の発達障害に関係するかもしれない」という事実を知ってから、私は自分が出産した産科へ行き、「妊婦のフェリチン値は測定していないのですか」とたずねたことがあります。すると、医師から返ってきたのは、「（健康）保険適用外で負担がふえるので、すすめない」という言葉でした。悲しいかな、これが現実です。おそらく多くの医療機関で同じような対応がなされると思います。医師まかせではなく、自分で知識を得て、たんぱく質や鉄分不足にならないよう対処しなければ、この問題は解決できないのです。

妊娠・出産を控えた人への注意喚起だけでなく、いま現在、発達障害に悩むお子さんと、その親御さんたちを救いたいという思いも、もちろんあります。藤川先生が提唱する「高たんぱく・低糖質＋鉄」の栄養療法を実践し、私は精神的な落ち着きを取り戻し、息子の発達障害は劇的に改善しました。だからこそ、私はいま、多くの人に食の大切さを伝える必要性を痛感しています。

食事療法というと、「むずかしそう」「手間のかかることはできない」と思う人も、きっと多いことでしょう。でも、そんなにむずかしく考える必要はありません。まずはできることから少しずつ始めていけばよいのです。

本書の口絵で紹介しているレシピは、ふだん使いできる簡単なメニューばかりです。それ以外にも、第3章ではちょっとした工夫で「高たんぱく・低糖質＋鉄」が実践できるアイデアも紹介しています。

うどんやそうめん、ポテトチップスばかり食べていた私でもできたのですから、きっとあなたにもできます。少しずつ実践していくうちに、コツはつかめてくるはず。そして、体が元気になってくれば、この食事法を実践することが楽しくなってくるでしょう。お子さんもできることが多くなったり、困りごとがへったりして、家族に笑顔がふえます。

発達障害に栄養状態がかかわっていること、食事によって改善できる可能性があることを多くの人に知っていただき、本書が、みなさんが笑顔になれる一助になれば、たいへんうれしく思います。

２０１９年２月

ともだ かずこ

第1章 すべてはたんぱく質と鉄分の不足が原因だった

装丁・本文デザイン＝
オフィス・ハル　＋　松の房・松川　昭
写真＝久保田　健（口絵）
イラスト＝宮重千穂
図版作成＝田栗克己

第1章

すべてはたんぱく質と鉄分の不足が原因だった

運動能力が極端に低く集中力がない

２００６年に生まれたわが家の長男に、「あれ？」と思うことがふえてきたのは、小学1年生のころからです。

小学1年生というと、友達との遊びは鬼ごっこなどが中心です。ところが、息子は足が遅くてみんなに追いつくことができず、いつまでたってもずっと鬼のままでした。当然、本人はおもしろくありません。だんだん友達との遊びに加わらなくなり、昼休みも芝生に座ってみんなが遊んでいる様子をながめていることが多くなっていきました。

なかには意地悪な子がいて、息子が足の遅いことをわかっていながら、おもしろがって、鬼ごっこに誘ってくることもあったようです。しだいに、遊びの途中で泣いて帰ってくることがふえ、ついには「学校に行きたくない」といいだしました。事情を知った先生がほかの子供たちに注意をして、そのような意地悪はなくなったものの、それからもやはり運動能力を必要とするような遊びにはついていけず、途中で帰ってくることが続いていました。

足が遅い以外にも、自転車になかなか乗れない、ブランコをこげない、鉄棒・登り棒・うんていができないなど、運動能力は全般的に低く、体育の通知表もよくありませんでした。

初めのうち、私は「この子は運動音痴だからしようがない」と軽く考えていました。しかし、それでも、極端に運動ができないことは気になっていました。

思い返してみると、生後8ヵ月で保育園にあずけたときから、保育士の先生に「お子さんはいつもイスや先生にもたれかかっている」といわれていました。床に座らせても、何かにもたれて座ろうとするのです。いまになって考えると、生まれたときから体幹《たいかん》が弱かったのかもしれません。

かといって、体幹の弱さや運動能力の低さをどうしてあげたらよいのか、当時の私にはわかりませんでした。小学2年生のとき、体力づくりのためにサッカー教室に行かせたこともあります。でも、みんなと同じように走ったり動いたりすることはやはりできません。コミュニケーション能力を必要とするチームプレイも苦手なようで、けっきょく、1年ほどでやめてしまいました。

気になることは運動能力だけではありません。小学校に入学して以来、忘れ物が多いことも先生からしょっちゅう指摘されていました。鉛筆がころがってもパッと取ることができずに落としてばかりいたり、視野が狭いのか、鉛筆が落ちたことに気づかなかったりすることもあるそうです。授業中に、鉛筆の芯《しん》を折ったり、消しゴムを真っ黒にぬりつぶしたりするなど、集中力もないといわれていました。

本当なら、忘れ物がないかどうかのチェックなどを、私がいっしょにしてあげるべきだったのでしょう。しかし、4歳違いで生まれた長女がまだ小さかったこともあり、私も育児に追われて余裕がありませんでした。そこへ、「あれもできない」「これもできない」という学校からの報告が続くと、ついカリカリして長男をきつくしかってしまいます。すると、息子には顔がピクッピクッと動く「チック」の症状も出るようになりました。

3年生にもなると、コミュニケーションがうまくとれないことで、友達とのトラブルが目立つようになりました。トラブルが起こると先生が間に入って事情を聞いたり、お互いのいい分を聞いたりして解決に当たってくれるのですが、息子は何があったかすら記憶していなかったり、状況を理解できなかったりするのです。うまく受け答えができない息子のために、授業がまるまる1時間つぶれてしまったこともありました。

さすがにこのころには、私も「なんでうちの息子はまわりと同じようにできないのだろう」「何度いってもできないのはなぜ?」「私のしつけが悪いのだろうか」と、いよいよ深刻に悩むようになりました。そこで、その年の秋、学校の先生のすすめで、市の支援センターへ相談に行くことにしたのです。

発達クリニックでの診断名は「注意欠如・多動性障害」

支援センターでは、「WISC《ウイスク》」という児童向けの知能検査を受けました。その結果、「視機能に問題あり」「ワーキングメモリ（作業記憶）が少なめ」「発達障害とまではいかないが、発達にデコボコがある」といわれました。

支援センターでの検査は臨床心理士によって行われ、医療機関ではないのでハッキリとした診断名をいわれることはありません。デリケートな問題なので、臨床心理士のかたも親にショックを与えないよう、とても気を使って話をしてくださいました。

それでも、やはり検査結果を聞いたとき、私は大きなショックを受けました。視機能に問題があるといわれても、それがこの先よくなる可能性があるのか見当もつきません。身のまわりのことがちゃんとできないまま大人になっていったら将来どうなるのだろう、と不安は募《つの》る一方です。揚げ句の果てには、「私のせいでこんなふうに生まれてしまったのだろうか」などと自分を責め、当時はかなり落ち込みました。

検査結果がもっと深刻な場合は、支援センターで専門医のいる医療機関を紹介されることもあるようです。幸い、息子はそこまで深刻ではなく、「できないことがあるのは本人も困っている。だから温かくサポートしてあげてください」といわれただけでした。

とはいえ、具体的な対応策が何も示されないので、どうすればよいのかわかりません。その後も日常生活を送るうえで困りごとは絶えず、私は息子のために何かしてあげたいという思いが日に日に強くなっていきました。

そこで今度は、息子が小学4年生の夏に、何らかの対応策を求めて、私は自《みず》ら発達クリニック（発達障害を専門に診《み》るクリニック）を受診することにしました。

発達クリニックでは、支援センターで受けたWISCの検査結果を持参し、自宅での様子や学校での出来事などを話しました。それらをもとに医師からいわれたのは、息子は発達障害の一つである「注意欠如・多動性障害（ADHD＝Attention-deficit hyperactivity disorder）」に分類されるということでした。多動性はさほど気にならないものの、注意欠如、集中力のなさが見られること、また、ときどきかんしゃくを起こしていたことなどから、そのような診断になったのだと思います。

対策としては、薬の服用をすすめられました。医師の説明によると、薬を飲めば一時的に困り感がへって、本人がらくになるとのことでした。けれども、私は薬の服用は断りました。WISCの結果と問診《もんしん》だけで、新たにくわしく検査することもなく、簡単に薬をすすめられたことに違和感を覚えたからです。

また、発達クリニックへ行く少し前に、私にはあるかたとの出会いがありました。本書を監修していただいている精神科医の藤川徳美《ふじかわとくみ》先生です。

発達クリニックで「ＡＤＨＤ」というハッキリとした病名を突きつけられたとき、私は不思議とＷＩＳＣの結果を聞いたときほどのショックは受けませんでした。そこには、「藤川先生が提唱する治療法を実践すれば、もしかしたら息子はよくなるかもしれない」という希望が見えていたからです。薬の服用を断ったのも、一つには「藤川先生の治療法を試したい」という思いがあったからでした。

その治療法とは、栄養療法です。

私自身がたんぱく質・鉄分不足だった

ここで、息子の経過をお伝えする前に、私たち親子と藤川先生との出会い、そして藤川先生が考案された栄養療法を実践するに至った経緯についてお話ししたいと思います。それには、まず私自身のことを語らなくてはなりません。

そもそも私が「食」に興味を持ったのは、体重をコントロールしたいと思ったことがきっかけでした。私は19歳のころから夏バテをするようになりました。夏になると食欲が落ちて、体重が激減するのです。ところが、夏が終わり、食べ物がおいしく感じられる秋を迎えると、食欲が戻ってきて体重もふえていきます。夏バテ中は5～10キロも体重がへるので、それはそれで体がしんどいのですが、秋になって体重がふえるのも女性としてはうれしくありません。できれば健康的にやせて、その状態をキープしたいと思っていました。

そんなとき、あるSNS（ソーシャル・ネットワーキング・サービス）で、一見太りやすそうな食事をとって劇的なダイエットに成功した人たちと出会いました。みなさんがそろって実践されていたのは、肉や卵、チーズを積極的に食べる糖質制限食でした。とてもシンプルで簡単なうえに、量的な制限もないので、「これなら私にもできる」と思い、実践してみることにしました。

私は子供のころから偏食で、おかゆやうどん、そば、豆腐といった、のどごしのよいものばかりを食べていました。加えて、ポテトチップスやチョコレートなどのお菓子が大好きで、明らかに糖質過多でした。そのため、この食事法を実践するにあたり、まずは主食を抜いて、肉・卵・チーズを好きなだけ食べることにしました。

藤川先生に出会ったのも、ちょうどこのころです。糖質制限食に興味を持ち、情報収集するなかで、先生のフェイスブックにたどり着きました。

藤川先生は、広島でクリニックを開院されている臨床医です。心の病《やまい》と栄養の関連性に着目し、独自に考案した「栄養療法」をとり入れた治療を行うとともに、ブログやフェイスブックで情報を発信していらっしゃいます。先生が指導されている栄養療法については第2章で解説していただいていますが、「糖質をへらし、動物性たんぱく質・動物性脂肪《しぼう》をしっかりとる」という点で、私が始めた食事法にとても近い内容でした。

藤川先生が発信している記事を読んだとき、私はハッとしました。先生は、現代人は食事の量は足りていても質的な栄養失調になっていること、とくにたんぱく質と鉄分不足の人が多いことを問題視しています。女性は毎月の月経に加え、妊娠・出産によって、男性よりも鉄分不足に陥《おちい》りやすいそうです。その藤川先生が指摘されている、たんぱく質・鉄分不足が招く症状のなかに、私自身、思い当たることがたくさんあったのです。

たとえば、鉄分不足の症状の一つに「コラーゲン劣化（肌荒れ、シミ、ニキビ、髪や爪の傷み）」があります。よくよく考えてみると、私は中学生のときから顔にシミができ始めました。ちょうど月経が始まったころからなので、鉄分不足が関係していた可能性は大いに考えられます。

高校生のときは朝起きられず、しょっちゅう遅刻をしていました。「朝起きられない」というのも、鉄分不足の症状です。このころは顔色が青白くて、学校の先生によく心配されていました。

19歳のときから起こるようになったひどい夏バテも、鉄分不足の症状である「疲れ」の一種なのかもしれません。

「はじめに」でもふれたように、私は19歳のとき、就職した会社に献血車が来て、上司にいわれるがままに献血をしました。藤川先生は「10～40代の女性はできれば献血はしないほうがよい」とおっしゃっています。月経のある女性が血液を抜くと、鉄分不足がさらに深刻化するからです。

献血の前には血液検査を行いますが、ここで測定するのはヘモグロビン値だけです。藤川先生によると、ヘモグロビン値が正常でも、鉄分を貯蔵しているたんぱく質の量を示すフェリチン値が低下していると、鉄分不足の症状が出るそうです。これを「隠れ貧血（潜在性鉄《せんざいせいてつ》欠乏症《けつぼうしょう》）」というそうです。献血前の検査ではフェリチン値までは調べないため、隠れ貧血が見逃されて、そのまま献血してしまい、鉄分不足が深刻化するケースが多いといいます。

献血をしたその年から夏バテが起こるようになったことを考えると、やはりそれも鉄分不

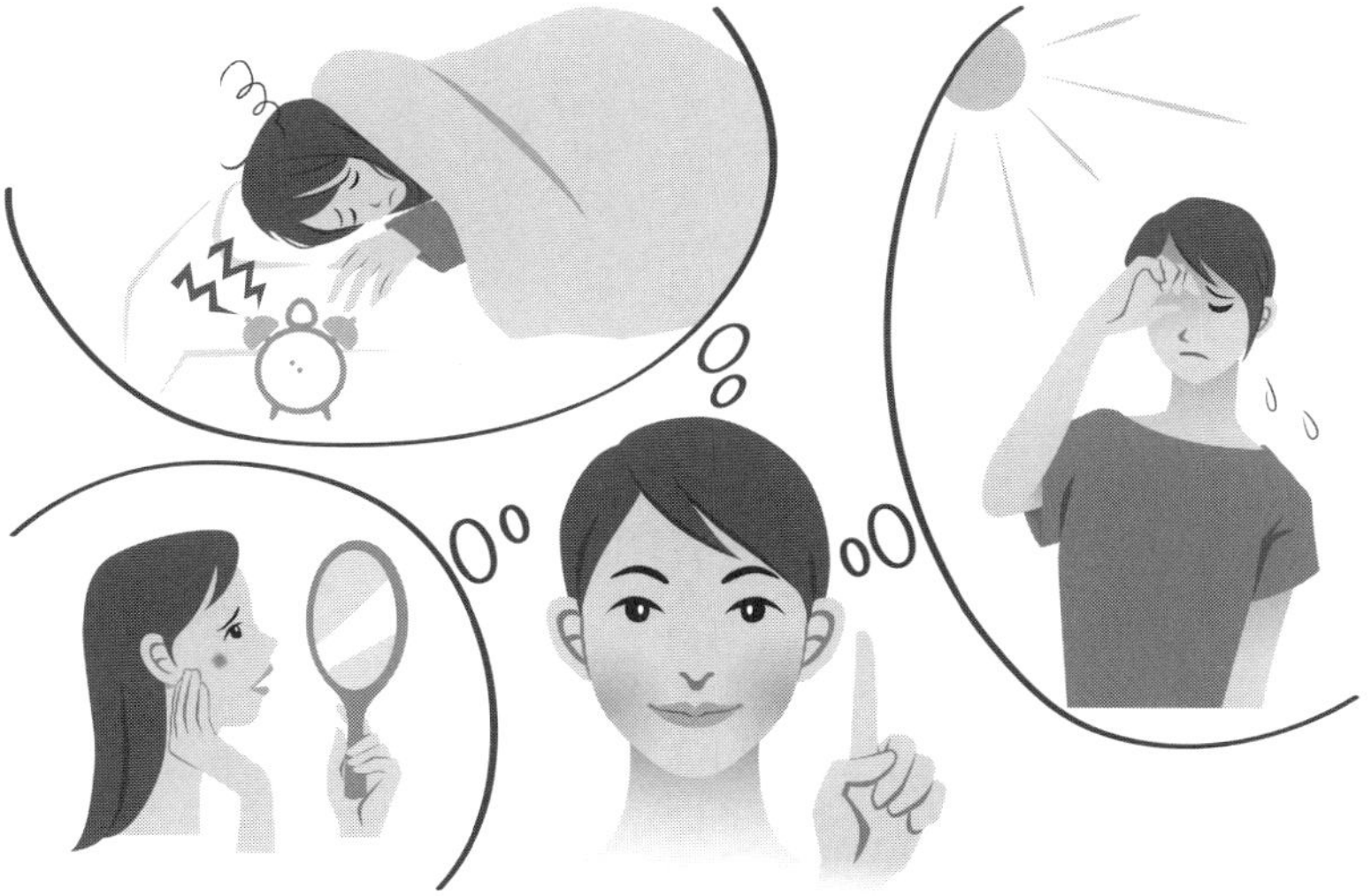

たんぱく質と鉄分の不足が原因だろうと思い当たることがたくさんあった

足の症状の一つではないかと考えられるのです。

妊娠中はどんどん鉄分がへっていき、ヘモグロビン値は10・6g／dlまで下がりました（妊婦の基準値は11・0g／dl以上）。長男のときは、基準値を切ったのが出産予定日の前の月だったので、「間もなく出産だから」という理由で、鉄剤は処方されませんでした。下の娘のときは出産の2ヵ月前から鉄剤を飲んでいましたが、それでもヘモグロビン値はなかなか上がりませんでした。おなかが大きいこともありますが、このころはとても疲れやすくて、出産してからもイライラしたり、ちょっと動くとエネルギー切れになったりして、家族で出かけても私一人車の中で寝ていたこともありました。

藤川先生のご専門である心の病に関しても、私には思い当たることがありました。先生がおっしゃるには、「朝起きられない」「のどがつまる」「ささいなことが気になる（神経過敏《しんけいかびん》）」などの症状を訴えて精神科を受診すると、多くの場合、うつ病、パニック障害、不安障害と診断されるそうです。でも、その大多数が、たんぱく質と鉄分不足による症状といいます。

夏バテが起こるようになったのと同じ19歳のとき、私は初めてパニック発作《ほっさ》を経験しました。発作は、おなかの違和感から始まり、やがて吐《は》きけとめまいを伴《ともな》い、全身からいやな感じのする汗が出ます。だんだん意識が遠のいていき、「このまま死ぬんじゃないか」と本気で思うのです。しばらくしておなかを下すと体調は回復するものの、血の気が引いて脱力感が残ります。

その後も、疲れたり、ストレスがたまったりすると、同じような発作の起こることが何度かありました。自分ではおなかが弱いせいだと思っていたのですが、あとになって、産後のうつ状態で病院へ行ったときにこの症状を伝えたところ、「それはパニック発作ですよ」といわれました。

長男が1歳になったころからは、精神科で薬を処方してもらって飲むようにもなりました。

夏バテになると食欲が落ちるとともに不眠になり、両親の病気のことや子育てのことなど、いろいろな不安やストレスが押し寄せて、気持ちが不安定になるのです。そのときは私を傷つけないためなのか、病名は告げられませんでした。のちに診断書を渡されたとき、そこには「不安障害」と書かれていました。

一度は不眠とうつから錯乱状態になり、救急搬送されて精神科に1日だけ入院したこともあります。入院する前には悪夢や幻覚を見るなど、統合失調症《とうごうしっちょうしょう》のような症状も現れていました。

藤川先生にいわせれば、こうした心の不安定さも、すべてたんぱく質・鉄分不足によるものなのでしょう。

7キロ減をキープでき花粉症も便秘も改善

あらゆることがリンクしていて、藤川先生が書かれた記事を読んだときは、思わず「あ！これ、私とまったく同じだ」と思いました。私はまさしくたんぱく質・鉄分不足だったのです。

そのことに気づいてから、私はますます食に意識を向けるようになり、藤川先生が提唱する栄養療法もとり入れながら、食の改善に取り組みました。それが、本書で紹介する「食事療法」です。

２０１６年3月には広島まで出向き、藤川先生のクリニックを受診しています。そのときに調べてもらった私のフェリチン値は43ng／mlでした（女性の基準値は5～１５７ng／ml。藤川先生が推奨する目標値は１００ng／ml）。それからは鉄剤を飲み始めました。

食を改善してから、体調はぐんぐんよくなっています。肉・卵・チーズは好きなだけ食べているのに、例年のように秋になってから体重がふえることはなくなり、７ヵ月後には、それまでの平均体重から7キロ減をキープできるようになりました。ウエストはマイナス９センチです。

さらに、長年の悩みだった花粉症と便秘が改善し、顔や背中にできていた吹出物もきれいになって化粧ののりもよくなりました。年に数回できていた麦粒腫《ばくりゅうしゅ》（ものもらい）もできなくなり、歯科検診では歯垢《しこう》（食べかすなどの汚れと細菌のかたまり）がへって驚かれました。

２０１６年夏に藤川先生のクリニックで受けた検査では、実はフェリチン値は36ng／mlに下がっていたのですが、体感としてはものすごく元気になっている実感がありました。夏バテも完全になくなったわけではないものの、以前に比べるとだいぶ軽減してきています。

そのころは、精神面にはまだ少し波があり、食事療法を始めてからも、忙しくて疲れがたまったときに一度だけパニック発作の起こったことがありました。それからは、なるべく予定をつめ込まないようにして、休息をとれる日をつくるなど心がけています。そのかいあって、発作は2016年6月を最後に起こっていません。眠れないなどのうつ症状が出たときだけ飲んでいた薬も、2017年2月以来、飲まずに過ごせています。

2017年3月にフェリチン値を測ったところ、100ng／mlを超えていました。以前は仕事も続けられないほど体も心も不安定だった私が、その年の夏には起業し、秋には初の著書を上梓《じょうし》。これまでの人生で最もパワフルに過ごすことができています。

ただし、鉄剤を飲まないとマイナス思考に陥りやすい傾向があるので、血液検査を受けながら、鉄剤を飲み続けています。

そして、藤川先生と出会って私自身が始めたこの食事療法が、息子にも大きな影響を与える結果になったのです。

息子と娘の体の変化に効果を確信

息子のことに話を戻しましょう。

藤川先生は、現代人のたんぱく質・鉄分不足が体調や精神面の不調につながっていることを問題視するとともに、母親のたんぱく質・鉄分不足が子供にも影響することを指摘されています。母親がたんぱく質・鉄分不足だと、その子供もたんぱく質や鉄分が足りていないことが多く、それが発達の遅れや多動といった、いわゆる発達障害の症状を招く可能性があるというのです。

これも、私が藤川先生の理論に出合ってハッとした内容の一つです。若いときの偏食、自分の食に対する意識の低さを悔やみ、息子に対して「とんでもないことをしてしまった」と思いました。「19歳のとき、献血なんてしなければよかった」「もっと知識があれば、妊娠中、医者まかせにせず鉄剤を希望するか、自分で鉄分を補給することもできたのに」――そんな後悔ばかりが浮かびました。

考えてみると、確かに息子も朝の寝起きが悪く、体力もありません。足が遅くて鬼ごっこのときにみんなに追いつけないだけでなく、ふだんもちょっと走っただけでゼーゼーハーハーと息を切らしていました。

初めて息子の貧血の検査をしたのは、2016年6月です。地元の小児科でフェリチン値を含む血液検査をお願いしたところ、最初は「貧血と息子さんの発達は関係ない」と拒《こば》まれました。それでも「なんとかお願いします」と無理をいって、血液検査をしていただいたところ、息子のフェリチン値は25ng／ml（小児の基準値は100～300ng／ml）、ヘモグロビン値は12・0g／dl、（男児の基準値は大人と同じ13・0～16・6g／dl）、赤血球《せっけっきゅう》の大きさを示すMCV（平均赤血球容積）は87flでした（基準値は80～100fl）。

この結果を知ったとき、私はとても申し訳ない気持ちになりました。鉄分不足に気づかずに、小学2年生のときにサッカーのようなハードな運動をさせてしまったことも反省しました。当時は「ちょっと動いたぐらいでしんどい、しんどいって、男の子なのに情けない」と思っていたのです。鉄分不足とわかってからは、息子が「疲れた」というと、その言葉に耳を傾け、体調に配慮するようになりました。

前項でお話ししたとおり、私自身は2015年9月から肉・卵・チーズを中心とした糖質制限食を実践していました。ただ、当初は自分の体重コントロールが主な目的だったため、息子のための食事療法としてはまったく意識していませんでした。

それでも、私がこの食生活を続けていると、自然に家族の食事も動物性たんぱく質が多くなり、パンなども買わなくなって、糖質の摂取量《せっしゅりょう》もへっていきました。

すると、子供たちに変化が現れました。まず、カゼをひかなくなったのです。とくに息子は、幼いころから気管《きかん》が弱いといわれていて、夜にセキ込むことがよくあり、ひどいときは2ヵ月ぐらい病院に通ってぜんそく予防のための薬を飲んでいました。寒暖差が激しいとすぐにカゼをひき、一度カゼをひくとセキが長引いて、吸入器が手放せませんでした。また、インフルエンザにかかると、まる3日は寝込んで、夜中に何度も呼吸をしているか確認するぐらい重症化していました。

それが、動物性たんぱく質をふやし、糖質をへらし始めた2015年から2016年にかけての冬は、カゼをひいて病院に行くことほとんどありませんでした。インフルエンザにはかかったものの、その年は翌日に熱が下がって回復していました。

娘は慢性鼻炎で、ひどくなるとアレルギーの薬を何週間も飲み続けていました。しかし、それもピタリとおさまり、病院に行く回数が激減しました。

そんなこともあって、食事療法の効果を実感し始めた私は、2016年6月に息子のフェリチン値が低いことがわかってからは、それまで以上に息子に肉や卵を食べさせるようになりました。このときには、すでに私が鉄剤を飲んでいたので、私の自己判断で息子にも鉄剤を飲ませ始めました。

漢字テストで満点！　徒競走でも1位になった

それから2ヵ月がたち、発達クリニックで息子がADHDといわれた2016年8月、私はいよいよ息子に対しても食事療法を真剣に実践することを決意しました。8月後半には息子を連れて広島まで出向き、藤川先生のクリニックを受診しました。そのときの検査では、6月から鉄剤を飲ませていた効果か、フェリチン値は46ng／mlに上がっていました。そこから藤川先生にアドバイスをいただきながら、息子の食事療法を本格的に開始したのです。

藤川先生が提唱している栄養療法は第2章、私が息子に対して実践している食事療法の内容は第3章を参照してください。基本は、動物性たんぱく質と鉄分を積極的にとることと、糖質をできるだけ控えることです。

息子よりも先にこの食事療法を実践していた私は、自分が「パンを食べたい」「お菓子を食べたい」という思いから、糖質オフのパンやスイーツを手作りするようになりました。おかげで、食事療法の内容に息子が不満を漏らすことはほとんどありませんでした。ごはんをへらして具だくさんのどんぶりにするなど、いろいろな工夫もしました。もともとお菓子作りや料理が好きだったことも幸いでした。

食事療法に真剣に取り組むようになると、息子には次々と変化が現れました。最初に驚いたのは、6月から鉄剤を飲み始めて1週間くらいたったときです。息子が「お母さん、最近いくら走っても疲れないんだ」というのです。さらには、「鬼ごっこで、足の速い友達に追いついて、タッチできた」ともいいます。

8月に藤川先生のクリニックを受診したあと、夏休み明けには、10問ぐらいの漢字の小テストで、なんと満点をとってきました。息子は視機能に問題があるため、曲線をとらえたり、線と線をつないで書いたりといったことがむずかしく、それまで漢字の小テストは60点が精一杯でした。それがいきなり満点とは！　思わず学校の先生に「前もってテストに出るところを予習させてくれたのですか？」とたずねたところ、「そんなことはしていませんよ」といわれました。それからも漢字の小テストは、ほとんどで満点がとれるようになりました。

3学期になると、最初は2段しか跳《と》べなかった跳び箱が、学期末には7段までを跳べるようになりました。このような変化はめずらしいようで、先生もビックリして、「お母さん、

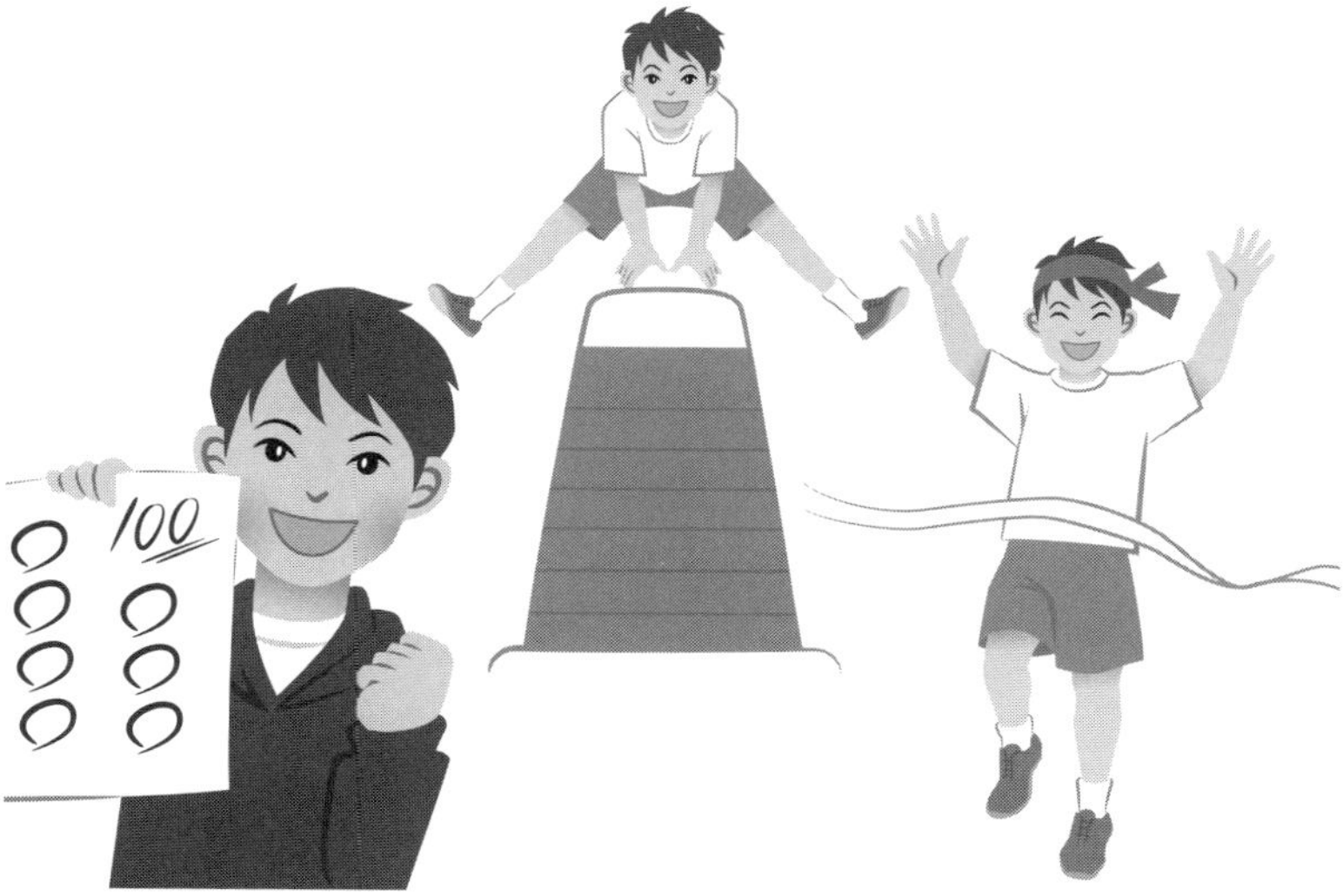

学校生活に次々とうれしい変化が現れた

すごいです！　7段も跳べるようになりました」とわざわざ報告があったほどです。

運動会の徒競走で1位になったのも、同じ4年生のときです。毎年下がる一方だったマラソン大会の順位も、その年は上がりました。あれほど運動音痴だと思っていた息子が、人並み以上に運動ができるようになったのです。

運動だけでなく、勉強にも集中できるようになったようです。「眠くならずに授業に集中できる」と、息子自ら報告してくれました。友達との関係も良好になり、頻繁《ひんぱん》に友達を家に連れてくるようにもなりました。

翌年、小学5年生の7月に、地元の病院で再度測ってもらったフェリチン値は56ng／mlです。その用紙を持って藤川先生のところへ行くと、先生は息子の表情を見て、「笑顔がふえたね」とおっしゃって、いっしょに喜んでくれました。

小学6年生になった現在は、生活での困りごとはほとんどありません。発達障害ということもまったく気にならないぐらい、まわりの子と同じように活動できています。

6年生になる前の春休みに、支援センターで子供の認知能力と基礎的学力を測定する「K-ABC」という検査を受けたところ、記憶量はまだもう少し平均に足りていなかったものの、全体的にはすごくよい結果でした。

同時に視機能の検査も受けたのですが、以前は5段階中2か3だったのが、5に近いといわれました。小学3年生から卓球を始めたり、けん玉をやっていたりしたのも目の運動になったのかもしれません。サッカーと違って個人競技の卓球は息子に向いていたようで、本人の意志でいまも楽しく続けています。

ADHDといわれた息子が食事療法でここまでよくなるなんて、本当に驚くばかりです。同じような悩みを持つかたは、ぜひ試してください。たんぱく質と鉄分の不足を改善することで、日常の困りごとがへる可能性は大いにあると思います。

第2章

発達障害とは

解説＝藤川徳美
ふじかわ心療内科クリニック院長

発達障害の種類と症状

私は広島で心療内科クリニックを開院している精神科の医師です。通常は、気分障害、不安障害、睡眠障害、ストレス性疾患《しっかん》などの患者さんに対して、栄養療法を中心とした治療を行っています。

当院では15歳以上の患者さんを診《み》ていて、基本的に子供は診療対象としていません。しかし、なかには当院を受診している女性の患者さんから、「うちの子が発達障害と診断された」との相談を受け、そのお子さんに対しても栄養療法を中心とした治療を行っているケースがあります。

これまでの経験から、私は子供の発達障害には母親から引き継いだ質的な栄養失調が関係していて、栄養療法によって軽度の発達障害は改善できると考えています。

質的な栄養失調を具体的にあげると、

❶糖質過多

❷たんぱく質不足

❸脂肪酸《しぼうさん》不足
❹ビタミン不足
❺ミネラル不足

となります。

そのことを説明する前に、まずは基本的な知識として、発達障害の症状・診断方法・一般的な対処法について解説しましょう。

発達障害とは、生まれつき脳の一部の発達に障害があり、それによって勉強の理解や進め方、人とのかかわりなどで周囲とのミスマッチが生じ、社会生活に困難が発生する障害のことです。

日本では、2004年に制定された「発達障害者支援法」によって、次のように定義づけられています。

「自閉症、アスペルガー症候群《しょうこうぐん》そのほかの広汎性《こうはんせい》発達障害、学習障害、注意欠陥多動性障害、そのほかこれに類する脳機能の障害であって、その症状が通常低年齢において発現するものとして政令で定めるもの」

ここに書かれているとおり、発達障害はいくつかのタイプに分類されており、一人の人に複数のタイプの発達障害が混合していることもあります。

最近では、有名人が発達障害であることをカミングアウトしたり、テレビ番組などでも発達障害について取り上げられたりすることがふえてきて、「発達障害」という言葉をよく耳にするようになりました。

２０１２年の文部科学省の全国調査によると、通常学級に在籍する児童・生徒のなかに、発達障害の特徴を示す子供は全体の約６・５％認められたとのことです。また、特別支援教育を受けている児童・生徒の数は、２０１２年で支援クラス、支援学級など全部含めて２・９％。この二つを合計すると９・４％となり、全体の約１割の児童が発達障害だといわれています。

では、発達障害の分類と、各タイプの特徴を、以下に記します。

●自閉スペクトラム症／自閉症スペクトラム障害（ＡＳＤ＝Autism Spectrum Disorder）

これまで「広汎性発達障害（ＰＤＤ＝pervasive developmental disorders）」というカテゴリーだったものが、２０１３年にアメリカの精神医学会によって出版された『ＤＳＭ‐５

（精神疾患の診断・統計マニュアル第5版）』において、「自閉スペクトラム症／自閉症スペクトラム障害」に統合されました。自閉症、アスペルガー症候群、そのほかの広汎性発達障害が含まれます。

典型的な特徴は、相互的な対人関係の障害、コミュニケーションの障害、興味や行動の偏《かたよ》り（こだわり）です。感覚が異常に過敏《かびん》（または鈍感）であったり、柔軟に思考することや変化に対処することがむずかしかったりすることもあります。

具体的には、以下のような行動が見られます。

- 視線を合わせること、自分の気持ちを伝えること、友達関係をうまく築くことが困難。1歳を過ぎたころから、人の目を見ることが少ない、指さしをしない、ほかの子供に関心がない。保育所や幼稚園では一人遊びが多く、集団行動が苦手、人とのかかわり方が独特。
- 言葉の発達に遅れや偏りが見られる。質問に対してオウム返しをしたり、単語だけで話をしようとしたり、自分の話したいことしか口にせず会話が一方的になったりしがち。遊びのルールが理解できない。集団での共同作業がむずかしい。
- 音、におい、接触刺激、痛みなど、特定の感覚に過敏性や鈍さを示す。

・電車やアニメのキャラクターなど、自分の好きなことや興味のあることに、毎日何時間でも熱中する。生活習慣や食べ物、着る洋服がいつも同じなど、特徴的なこだわりがある。初めてのことや決まっていたことの変更が苦手。クルクルと回ったり、手のひらをヒラヒラさせたりする。

●注意欠如・多動性障害（ＡＤＨＤ＝Attention-deficit hyperactivity disorder）

年齢や発達に見合わない多動・衝動性、あるいは不注意、またはその両方の症状が見られる障害で、７歳までに現れるとされています。症状の程度によって、多動・衝動性優勢型、不注意優勢型、混合型に分類されます。

それぞれの症状として、以下のような特徴が見られます。

・多動・衝動性：席についていられず歩き回る。おしゃべりが止まらない。座っていても手足や体をモジモジと動かし続ける。興味のあるものを見たり聞いたりすると興奮しやすい。思いついたことをすぐに口に出してしまう。順番を待つことやがまんすることが困難で、他人の会話やゲームに割り込む。イライラしやすく、思いどおりにいかないとささいなことで手が出てしまうことがある。
・不注意：うっかりミスが多い。忘れ物や紛失が多い。気が散りやすい。話しかけられても聞いていないように見える。やるべきことを最後までやりとげられない。課題や作業の段取りが下手。整理整頓が苦手。宿題など集中力が必要なことをさける。

これらの行動は、子供なら少なからず誰にでもあるように思えます。しかし、ＡＤＨＤの場合は、社会的な活動や学業、日常に支障をきたすほどの症状が見られます。しかられることや注意されることが多くなると、自信ややる気を失い、思春期以降になるとうつ症状や不安症状を合併する人もいます。

学習障害（LD = Learning Disability）

全般的な知的発達に問題はないが、聞く、話す、読む、書く、計算または推論するなど、特定分野の学習が極端に苦手な状態です。こうした能力を要求される小学2〜4年生ごろから成績不振が明らかになります。「読み」に困難がある読字障害、「書く」ことに困難がある書字表出障害、「計算・推論」に困難がある算数障害に分類されます。

具体的には、次のような症状が見られます。

- 人よりも計算はできるが、漢字はうまく書けないなど、能力に偏りがある。
- 目から入ってくる情報処理がスムーズに行えず、図形や似たような漢字・文字などが理解できないことがある。
- 文章のどこを読んでいるのか、突然わからなくなる。
- 読み書きに人一倍努力が必要で、疲れやすく頭痛が起こったりすることがある。

ＡＤＨＤと同様に、しかられることや注意されることが多くなると、自信ややる気を失うことがあります。

発達障害の症状は個人差が大きく、その特性は一人ひとり異なります。ここで紹介した症状が、必ずしもすべての人に当てはまるわけではありません。これ以外にも、チック障害（突発的で不規則な体の一部の速い動きや発声をくり返す障害）や吃音《きつおん》（どもること）など、ほかの特徴や困りごとがある人もいます。

発達障害の分類と特徴

分類	特徴
自閉スペクトラム症／自閉症スペクトラム障害 ASD＝Autism Spectrum Disorder	自閉症、アスペルガー症候群、そのほかの広汎性発達障害が含まれる。典型的な特徴は、相互的な対人関係の障害、コミュニケーションの障害、興味や行動の偏り（こだわり）。感覚が異常に過敏（または鈍感）であったり、柔軟に思考することや変化に対処することがむずかしかったりすることもある。
注意欠如・多動性障害 ADHD＝Attention-deficit hyperactivity disorder	年齢や発達に見合わない多動・衝動性、あるいは不注意、またはその両方の症状が見られる障害で、7歳までに現れるとされている。症状の程度によって、多動・衝動性優勢型、不注意優勢型、混合型に分類される。
学習障害 LD＝Learning Disability	全般的な知的発達に問題はないが、聞く、話す、読む、書く、計算または推論するなど、特定分野の学習が極端に苦手な状態。こうした能力を要求される小学2〜4年生ごろから成績不振が明らかになる。「読み」に困難がある読字障害、「書く」ことに困難がある書字表出障害、「計算・推論」に困難がある算数障害に分類される。

また、本人は悪気なく行動しているつもりでも、周囲に理解されず非難を受けたり、失敗体験を積み重ねたりして、自尊心ややる気が失われ、うつ病、不安障害、睡眠障害、不登校やひきこもりといった「二次障害」が生じることもあります。

発達障害の診断はどのようにして行われるのか

発達障害の診断は医師によって行われます。では、診断まではどのような過程をたどるのでしょうか。

子供の場合、保健センターなどの相談機関や、保育園、幼稚園、学校、1歳半や3歳児健診などで指摘を受け、医療機関を受診するケースが多いようです。最近は発達障害が広く知られるようになったおかげで、わが子の発達障害を疑い、自主的に医療機関を受診する親御さんもふえています。

発達障害の診断ができる医療機関は、専門医のいる小児科や小児発達神経科、児童精神科などです。自分で探すのがむずかしいときは、地域の保健センターや児童相談所、子育て支援センター、児童発達支援事業所、発達障害者支援センター、また、かかりつけの小児科や総合病院の小児科などに相談して、紹介してもらうこともできます。

専門の医療機関へ行くと、MRI（磁気共鳴画像《じききょうめいがぞう》）や脳波検査といった生理学的な検査のほか、認知・知能などの心理検査、発達検査、生育歴の聞き取り、どんな困りごとがあるかの行動観察や質疑応答などが行われます。

それらの結果から、総合的に発達障害かどうかを判断します。多くの場合、アメリカ精神医学会の『DSM‐5』や、世界保健機関（WHO）の『ICD‐10（国際疾病《しっぺい》分類第10版）』の診断基準にのっとって診断が下されます。

発達障害に対する一般的な対処法とは

発達障害と診断されたら、一般的な対処法として行われるのは「教育・療育《りょういく》的支援」と「薬物療法」です。

教育・療育的支援とは、障害のある子供の発達を促《うなが》し、自立して生活できるよう援助する取り組みのことです。公費で受けられる療育、治療の一環として医療機関で受ける療育、私費で受ける療育があります。

発達障害の子供の場合、個別でその子の障害特性に合わせて作業療法や言語療法を行ったり、小さな集団でコミュニケーションスキルや社会的スキルのトレーニング、また必要に応じて感情コントロールのトレーニングを行ったりします。

そのほか、言葉によるコミュニケーションがむずかしければ視覚的な手がかりをふやすなど、困りごとを軽減するための環境面の工夫や、親御さんの子供に対する適切な対処方法をアドバイスすることもあるようです。

こうした療育や支援は、児童発達支援センター、医療型児童発達支援センター、放課後デイサービスなどの「療育センター」で受けることができます。

薬物療法は、主にＡＤＨＤの子供に対して行われます。脳内の神経伝達物質を調整し、症状をコントロールするアトモキセチン（商品名「ストラテラ」）や塩酸メチルフェニデート（商品名「コンサータ」）などが用いられます。

ただし、これらの薬は発達障害を根本的に治すものではなく、困りごとを緩和するためのもので、人によっては食欲不振、吐《は》きけ、頭痛、動悸《どうき》、興奮、チック障害などの副作用が生じることがあります。

新たな可能性として鉄分不足に注目

以上が、発達障害の概要と一般的に行われている対処法です。

これに対し、私は、精神科医がやたらとADHDと診断し、ストラテラやコンサータといった薬を処方することを、常々苦々しく思っています。なぜなら、冒頭で述べたとおり、発達障害の原因の多くは母親から引き継いだ質的な栄養失調が関係していて、早い段階に対処すれば、栄養療法で発達障害は改善できる、と考えているからです。

食べ物があふれている現代は、「栄養失調」といわれてもピンとこないかもしれません。確かに、「量的」な食事はじゅうぶん足りています。しかし、現代人の多くは「質的」な栄養が足りていないのです。

なかでも子供の発達障害には、母親の鉄分不足が関係している、と私は考えています。鉄分不足の人は、同時にたんぱく質不足、糖質過多になっていることがほとんどです。

鉄は、体の隅々に酸素を運ぶ赤血球《せっけっきゅう》の材料となる以外に、神経伝達物質やホルモンの働き、エネルギー代謝《たいしゃ》にも大切な役割をになっています。

重度の鉄分不足では、そもそも妊娠・出産が成立せず、たとえ妊娠しても流産する確率が高くなります。妊娠後、胎児《たいじ》が育つ段階では、母親の鉄分が胎児に移行するため、もともとの鉄分量が少ないと妊娠途中で母親の鉄分が枯渇《こかつ》してしまいます。すると、胎児の神経発達が正常に行われなくなるのです。さらに、産後もたんぱく質不足・鉄分不足・糖質過多の母乳を飲み、離乳食後は母親と同じような食事をとることで、子供自身も栄養不足となり、神経発達障害がますます顕著《けんちょ》になっていきます。

鉄分不足というと、貧血＝ヘモグロビン値が低いことを問題にしがちですが、本当に見なければならないのは「フェリチン値」です。フェリチンとは、体内に鉄分を蓄えるたんぱく質のことです。ヘモグロビンがサイフに入っているお金、フェリチンが貯金と考えるとわかりやすいでしょうか。ヘモグロビン値が基準値内でも、フェリチン値が低いと体内の鉄分量はじゅうぶんとはいえないのです。

一般的な血液検査では、ヘモグロビン値を貧血の指標としていて、フェリチン値を測定することはまずありません。そのため、フェリチン値が低い状態は見逃されることが多く、こうした状態を「隠れ貧血」または「潜在性鉄欠乏症《せんざいせいてつけつぼうしょう》」といいます。

私はクリニックを訪れる女性の患者さんのフェリチン値を測ってみて、その数値の低さに驚きました。2014年の当院のデータでは、15〜50歳の女性217人のうち、初診時のフェリチン値が10ng／ml以下だった人が最も多くて87人（40・1％）、続いて11～30ng／mlの人が79人（36・4％）、31ng／ml以上の人は51人（23・5％）という結果でした。

日本では、フェリチンの基準値は、男性で21～282ng／ml、女性で5～157ng／mlとされています。けれども、この下限値は低すぎです。欧米では、フェリチン値100ng／ml以下は鉄分不足であるとみなされ、フェリチン値が40ng／ml以下の場合は妊娠を許可されません。私は、フェリチン値30ng／ml以下は鉄剤投与の適応とし、まずは50ng／ml超えをめざして栄養療法を行い、最終的には100ng／mlを目標値としています。この基準で考えると、当院の15～50歳の女性の患者さんは、実に80％近い人が初診時のフェリチン値30ng／ml以下と、明らかな鉄分不足だったのです。

鉄分不足によって現れる症状には、次のようなものがあげられます。

- イライラしやすい
- 集中力低下
- 神経過敏、ささいなことが気になる
- 立ちくらみ、めまい、耳鳴り

・片頭痛
・疲れやすい
・関節や筋肉などの痛み
・のどのつまりや違和感
・冷え症
・朝なかなか起きられない
・アザができやすい
・肌、髪、爪のトラブル
・不妊
・むずむず足症候群
・氷を食べる
・土を食べる

これらの多くは、うつ病、パニック障害、不安障害などの症状に通じるものがあります。

そこで私は、鉄分不足をはじめとする質的な栄養失調と精神疾患との関連性に着目し、栄養療法をとり入れた治療を開始しました。その結果、鉄分とたんぱく質の摂取《せっしゅ》によって、うつ病やパニック障害が劇的によくなるという臨床結果が次々と得られたのです。

そして、その過程でもう一つ気づいたのが、母親が重度の鉄分不足だった場合、その子供が発達障害となる比率がとても高いということです。

当院には小さな子供を連れて受診する母親も多いのですが、フェリチン値が低い母親の子供は、泣いたり、ぐずったり、叫んだり、走り回ったり、飛び跳《は》ねたりと、まったくじっとしていません。

これまでの当院の患者さんのなかで、自閉症スペクトラムと診断された子供を持つ母親は、ほぼ全員フェリチン値が10ng／ml以下でした。

女性の患者さんから「子供が発達障害かもしれない」と相談を受け、調べてみると、子供自身のフェリチン値も低いことがほとんどです。当院を受診しているADHD、LDの患者さんは、全員が母子ともに低フェリチンです。逆に、低フェリチンでないADHD、LDの患者さんは診たことがありません。

小児のフェリチン値の基準値は100～300ng／mlです。女の子ならフェリチン値が30ng／ml以下、男の子ならフェリチン値が50ng／ml以下だと、重篤《じゅうとく》な鉄分不足と考えられます。

妊娠時に貧血を指摘された、産後うつ病になった、産後にパニック障害を発症したという母親は、確実に鉄分不足です。このような場合、子供にも鉄分不足があると考えてほぼ間違いないでしょう。その鉄分不足が発達障害の症状と関係している可能性は高いといえます。

2004年6月には、パリ病院の研究グループによって、「ADHD児の血清フェリチン値は対照群と比較して低く」「ADHD児の84％に血清フェリチン値の異常が認められたのに対し、対照群では18％しか認められなかった」と報告されています。

また、2014年10月に報告された、米カリフォルニア大学医学部を中心としたグループの研究によると、子供が自閉症スペクトラム障害と診断された母親で、妊娠中に鉄のサプリメント（栄養補助食品）をとっていた人は、正常な発達と診断された子供の母親のわずか6割程度だったそうです。

わが国のデータでも、厚生労働省の「国民健康・栄養調査」によると、1950年の国民1人当たりの一日の鉄分の平均摂取量は約46mgだったのに対し、2017年には7・5mgまでへっています。この大幅な鉄分摂取量の減少と、近年、発達障害の児童数が増加していることと照らし合わせると、やはり何らかの関連があるように思えてきます。

「発達障害かも」と心配されているお子さんに、49～50ページであげたような鉄分不足の症状は思い当たらないでしょうか。もし鉄分不足が疑われるようであれば、ぜひ一度、医療機関でフェリチン値を測定することをおすすめします。明らかにフェリチン値が低ければ、発達障害が疑われる症状は栄養療法によって改善するかもしれません。

なお、鉄分不足の人は、その多くがたんぱく質不足も合併しています。たんぱく質不足は血液検査のＢＵＮ（尿素窒素《にようそちつそ》）の値が目安となります。ＢＵＮは血液中の尿素に含まれる窒素成分のことで、高い場合は腎機能障害、基準値未満の場合はたんぱく質不足が疑われます。フェリチン値、ＢＵＮ値の一般的な基準値と、私が理想とする目標値は次のとおりです。

●フェリチン値

一般的な基準値　男性21～２８２ng／ml、女性5～１５７ng／ml

当院での目標値　１００ng／ml

●ＢＵＮ

一般的な基準値　8～20mg／dl

当院での目標値　15～20mg／dl

栄養療法で発達障害は改善できる

現代人にこれほどまでに鉄分不足が多い理由は、いうまでもなく食生活の影響です。そもそも欧米人ほど肉を食べない日本人は、たんぱく質・鉄分不足に陥《おちい》りやすい傾向にあります。それに加えて、いまは手軽におなかを満たすことのできるおにぎり、パン、麺類などで食事をすませることがふえ、多くの人が糖質過多になっています。糖質に偏《かたよ》った食事ばかりしていると、どうしてもたんぱく質、ビタミン、ミネラルが不足し、それに伴《ともな》って、フェリチン値はどんどん下がっていきます。

栄養がそぎ落とされた加工食品や精製品がふえたこと、レバーやクジラ肉、ヒジキ、切り干しダイコンなど、鉄分を多く含む食品があまり食べられなくなったこと、野菜自体の栄養価がへっていることなども影響しているでしょう。

極端なダイエットをしている人も栄養が不足しやすく、とくにベジタリアン（菜食主義者）においては、たんぱく質・鉄分不足が顕著です。

さらに、欧米を中心とした多くの国では、小麦粉に鉄分が添加されるなどの鉄分補給対策がなされているのに対し、日本では何の対策もとられていません。

10代後半から40代の女性に鉄分不足が多いのは、毎月の月経で血液が体内から出ていき、鉄分が失われるからです。しかも、妊娠・出産によって大量の鉄分が胎児に移行し、母体の鉄分不足はさらに深刻化します。その結果、産後うつや産後にパニック障害が起こったり、子供の発達に障害が生じたりするのです。この年代の女性はとくに、積極的に鉄分を補給する必要があるといえるでしょう。

逆に、50代以降の女性は、閉経《へいけい》とともにフェリチン値が少しずつ上がっていきます。フェリチンが満たされている女性は、どんどん元気になっていきます。

以上の観点から、私は高たんぱく・低糖質・鉄の補給を栄養療法の主軸としています。さらに、ビタミン・ミネラル・必須脂肪酸《ひっすしぼうさん》（体内で他の脂肪酸から合成できないために食事で摂取する必要がある脂肪酸）を補給すれば、質的な栄養失調はかなり改善されるでしょう。

子供の発達障害は、軽度な障害の場合、10歳くらいまでに栄養療法を開始すれば、じゅうぶん効果があると考えています。知的障害を伴う重度な場合は、できるだけ早く、3～5歳までに栄養療法を開始するのが理想です。

当クリニックでは、高たんぱく・低糖質の食事を実践していただくとともに、鉄・ビタミン・ミネラル・必須脂肪酸に関しては、鉄剤の服用やサプリメントの摂取をすすめています。

参考までに、発達障害の子供に対する当クリニックの治療内容を、以下に紹介します。

❶高たんぱく・低糖質の食事

まず各ご家庭でこの食事を実践していただくことが、治療のベースになります。低たんぱく食をとっていては、鉄剤を飲んでも、ムカムカして受け付けなかったり、フェリチン値が上がらなかったりなど、思うような効果が得られません。ベースとしてこの食事が実践できていなければ、鉄剤やサプリメントを飲んでも意味がないのです。必要な人にはホエイプロテイン（乳清《にゅうせい》のたんぱく質を主成分とする主に粉状の食品）をすすめることもあります。

お菓子、ジュース類はやめて、ゆで卵、チーズ、ナッツ、ハム、ソーセージなどをおやつにする。添加物の多いインスタント食品はできるだけ控えて素材から食事を手作りする。ミネラル豊富な自然塩を用いることも心がけていただきます。

❷鉄剤またはサプリメントによる鉄分補給

鉄分不足を補《おぎな》うには、動物性たんぱく質を積極的にとることはもちろんですが、やはり効率的なのは、鉄剤やサプリメントによる補給です。

私はフェリチン値が30ng／ml以下で、なおかつ赤血球の大きさを示すＭＣＶ（平均赤血球容積）値が90fl以下であれば、鉄剤投与の適応と考えています。「鉄剤が気持ち悪くて飲めない」という人には、キレート鉄（特殊キレート加工された鉄）のサプリメントをおすすめしています。

なお、人体には、必要な量の鉄分だけを吸収するシステムが備《そな》わっているため、経口《けいこう》で投与・摂取する分には鉄過剰症の心配はありません。体に炎症がある場合には控えることと、鉄分の吸収を妨《さまた》げるビタミンEのサプリメントと併用する場合は、8時間以上、間をあけることに注意してください。

❸良質な脂質を積極的にとる

脂質《ししつ》については、植物油の使用をできるだけへらし、バターやラードをおすすめしています。なお、ココナッツオイルは植物油ではありますが、飽和脂肪酸《ほうわしぼうさん》が豊富で酸化しにくいため例外とします。

❹サプリメントによるビタミン・ミネラル・必須脂肪酸の補給

高たんぱく・低糖質＋鉄の補給に加えて、ビタミン・ミネラル・必須脂肪酸をじゅうぶんとることも、発達障害の改善に有効です。

具体的には、ビタミンB群、ビタミンC、ビタミンE、レシチン、亜鉛《あえん》、マグネシウム、

ω《オメガ》－3脂肪酸などの摂取を、必要に応じておすすめしています。

当クリニックでは、以上の栄養療法によって子供の発達障害が改善した症例が多数得られています。また、海外でも鉄をはじめとするミネラルやビタミン投与で発達障害が改善した例が多数報告されています。薬にたよる前に、まずは栄養状態を見直すことから始めてみてください。

藤川徳美（ふじかわ・とくみ）
1960年、広島県生まれ。医学博士。84年、広島大学医学部卒業。広島大学医学部附属病院精神神経科、県立広島病院精神神経科、国立病院機構賀茂精神医療センターなどに勤務。うつ病の薬理・画像研究やMRIを用いた老年期うつ病の研究を行い、老年発症のうつ病には微小脳梗塞が多いことを世界に先駆けて発見する。2008年、ふじかわ心療内科クリニックを開院。気分障害、不安障害、睡眠障害、ストレス性疾患、認知症に対して多面的な治療法を採用しながら治療にあたっている。ふじかわ心療内科クリニックのホームページ（http://www.myclinic.ne.jp/fujikawa_cli/pc/clinic.html）

第3章

子供の発達障害がよくなる食事

本章では、本書の監修をしていただいている藤川徳美《ふじかわとくみ》先生の治療法を参考に、私が息子に実践している、みなさんにおすすめしたい「子供の発達障害がよくなる食事療法」のやり方を紹介します。

基本の6原則は左ページの図のとおりです。最初から全部を実践しようと思うと、負担が大きいかもしれません。優先していただきたい順に列挙しましたので、まずは最初の項目からスタートして、順次、できそうなことから取り組んでみてください。

後半では、食事療法を成功させるためのポイント、私が実践している料理の一例、外食時の工夫なども紹介しています。併せて、参考にしてください。

動物性たんぱく質を積極的にとる

まず、何をおいてもいちばんに取り組んでいただきたいのは、肉・魚・卵・チーズといった動物性たんぱく質を積極的にとることです。

現代は「飽食《ほうしょく》の時代」といわれていて、確かに私たちのまわりには食べ物があふれています。でも、量的にはじゅうぶん足りていても、質的にはどうでしょうか。現代人は糖質過多に

子供の発達障害がよくなる食事 基本の6原則

1 動物性たんぱく質を積極的にとる

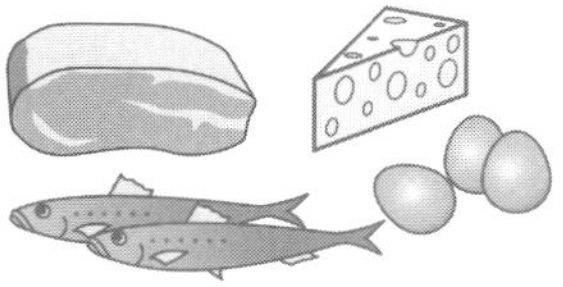

2 鉄分をじゅうぶんにとる

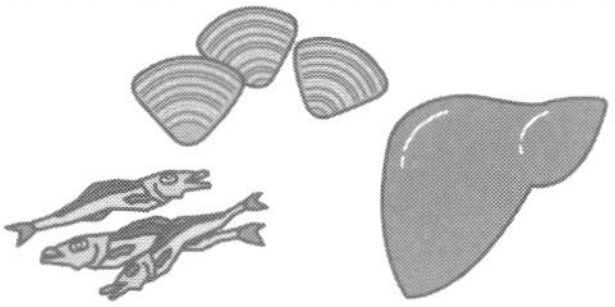

3 良質な脂質をとる

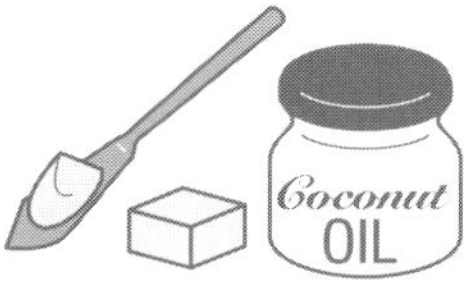

4 糖質を控える

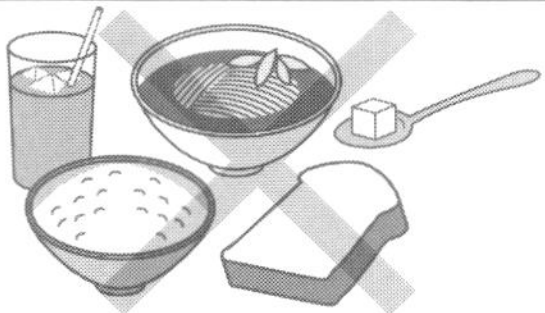

5 牛乳を飲みすぎない

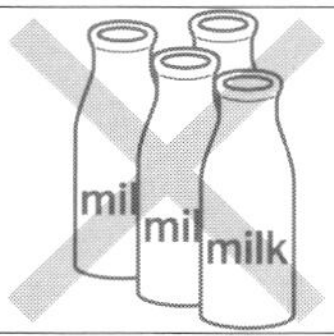

6 インスタント食品や食品添加物を控える

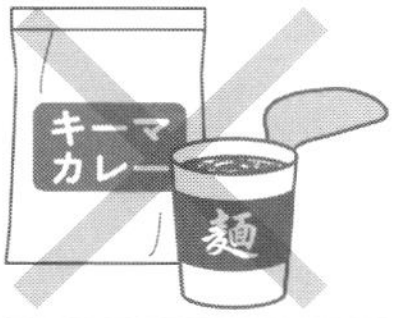

偏《かたよ》っていて、たんぱく質、ビタミン、ミネラルの不足している人が、実はかなり多いのです。なかでも発達障害の子供は、たんぱく質と、ミネラルの一種である鉄分が不足傾向にあることがわかっています。

そもそも、人間の体は水分を除くと、ほとんどがたんぱく質と脂肪《しぼう》でできています。私たちが摂取《せっしゅ》したたんぱく質は、常に分解と合成をくり返して代謝《たいしゃ》されているので、日々じゅうぶんな量を補給しなくてはなりません。

臓器もたんぱく質でできています。たんぱく質が足りないと、臓器がきちんと機能せず、消化吸収能力が低下します。そのため、いくら栄養をとっても、それを吸収して活用することができなくなってしまうのです。臓器の修復に使われるたんぱく質は、生命を維持するために必要な栄養素です。ですから、まずはたんぱく質をしっかりとって、体の基礎をつくること。必要な栄養をきちんと消化吸収できる体にすることが、最優先課題になります。

たんぱく質には、植物性たんぱく質と動物性たんぱく質があります。人間はいうまでもなく動物ですから、植物性たんぱく質よりも動物性たんぱく質のほうが利用しやすいといえます。一般的には植物性たんぱく質のほうがヘルシーなイメージがありますが、人間が何を食べて進化してきたかを考えれば、どちらが適しているかは明らかです。ただし、動物性たんぱく質のなかでも牛乳は例外です。牛乳については、のちほどくわしく説明します。

動物性たんぱく質をしっかりとることは、鉄分の補給にもなります。欧米に比べて日本人に鉄不足が多いのは、肉の摂取量が少ないことが一つの理由です。加えて、欧米を中心とした他国では、鉄分補給対策として小麦粉にあらかじめ鉄分が添加されているそうです。もちろん、日本人の鉄分不足の原因は、それだけではありません。使用する調理器具や食材など、時代による食生活の変化も考えられるでしょう。まずは鉄分を補《おぎな》う一つの方法として、動物性たんぱく質を積極的にとることをおすすめします。

では、具体的にどのくらいの量のたんぱく質が必要なのでしょうか。基本的には、毎日、体重の1000分の1の量のたんぱく質をとるように心がけてください。体重20キロの子供なら、一日に必要なたんぱく質は20グラムです。これを朝昼晩の3食に分けて摂取します。

たんぱく質の量は、食材そのものの分量とは違います。それぞれの食材にどのぐらいのたんぱく質が含まれているかを考えなくてはなりません。たとえば、肉なら豚肉100グラムのたんぱく質の量は19・3グラム、牛肉100グラムのたんぱく質の量は17・9グラム、鶏肉100グラムのたんぱく質の量は16・2グラムです。魚ならサンマ100グラムのたんぱく質の量は19・2グラム、アジ100グラムのたんぱく質の量は17・8グラムです。卵2個のたんぱく質の量は12・3グラム、チーズ１００グラムのたんぱく質の量は22・7グラムです。

一日40グラムのたんぱく質をとろうと思ったら、朝食に卵2個、昼食に牛肉１００グラム、夕食にアジ60グラム弱といったところでしょうか。左ページに、主な食材のたんぱく質10グラムを摂取するのに必要な量を一覧にしましたので、参考にしてください。

といっても、厳密に計算する必要はありません。体重の１０００分の1の量を最低ラインとして、成長期の子供であれば、それ以上に食べるだけです。とくに、発達障害の子供はたんぱく質が不足している傾向が強いので、いままで以上に動物性たんぱく質を積極的にとるように意識していけば、おのずとたんぱく質の摂取量はふえていくはずです。藤川先生は、成長期の子供やアスリートなら、この１・５～２倍の量が必要だとおっしゃっています。

ただし、「これまでパンかおにぎりかうどんしか食べてこなかった」というような極端な偏食の子供は、いざ食事を変えようとしても、肉や魚を食べるとムカムカしたりして、あまり食べられないケースがあるようです。極端なたんぱく質不足によって胃液や消化酵素《こうそ》の分泌《ぶんぴつ》能力が弱くなり、消化吸収能力が大幅に低下しているのです。

そのような場合は、いきなり体重の１０００分の1のたんぱく質の摂取をめざすのではなく、それまでゼロだった卵を一日1個食べるようにしてみる、朝食のパンにチーズを添えて

主な食品のたんぱく質10グラムを摂取するための必要量

単位＝グラム

食品名	必要量	食品名	必要量	食品名	必要量
牛肩ロース	71.4	サンマ	55.2	アジ	38.6
豚バラ肉	69.4	カツオ	38.8	スルメ（加工品）	14.5
鶏もも肉（皮つき）	57.8	ホッケ	57.8	鶏卵	81.3
鶏ささみ	40.7	シシャモ	47.6	ウズラの卵	79.4
ローストビーフ	46.1	紅ザケ	44.4	カマンベールチーズ	52.4
ロースハム	60.6	シラス干し	43.2	チェダーチーズ	38.9
ベーコン	77.5	キハダマグロ	41.2	モッツァレラチーズ	54.3

みるなど、少しずつたんぱく質をふやす努力をしていきましょう。パンとフルーツだった朝食を、パンと目玉焼きにするだけでもよいのです。そうやって少しずつたんぱく質を摂取して体の基礎をつくり、消化吸収能力を高めていけば、だんだん食べられるようになっていくでしょう。

消化吸収能力を高めるには、腸を元気にすることも大切です。ヨーグルト、ぬか漬け、みそなど、腸によいといわれる発酵《はっこう》食品をとることも意識するとよいでしょう。わが家では、食事療法を始めた最初のころ、私も息子もヨーグルトにホエイプロテイン（乳清《にゅうせい》のたんぱく質を主成分とする主に粉状の食品）を入れて食べていました。のどごしがよくて食べやすく、手軽にたんぱく質が補給できるからです。おかげで、おなかの調子もよくなって、最初は食べにくかった肉や魚も比較的早い段階で食べられるようになりました。

どうしても肉や魚が食べられないときは、わが家のようにホエイプロテインを利用するのも一つの方法です。しかし、子供にプロテインを飲ませることに抵抗のある人もいるでしょう。らくだからといってプロテインにたよりすぎるのも、あまり感心できません。プロテインはあくまでも肉・魚・卵などの動物性たんぱく質が食べられないときの救済措置として、上手に利用してください。

なお、口にしたものを消化・吸収しやすくするために、よく噛《か》むことが大切です。ごはんやパン、麺類などの炭水化物は、あまり噛まなくても飲み込めるため、糖質過剰ぎみの食生活を送ってきた人ほど、噛む習慣がないと考えられます。いざ、高たんぱくな食事に切り替えても、たんぱく質不足が改善しない場合は、しっかりと噛めているかを確認しましょう。

鉄分をじゅうぶんにとる

先ほど、動物性たんぱく質をとることは鉄分の補給にもなると述べました。動物性食品の

鉄分の豊富な食品

100グラム当たりの量　単位=ミリグラム

食品名	鉄分	食品名	鉄分	食品名	鉄分
牛レバー	4.0	鶏卵	1.8	ハマグリ（水煮）	3.9
牛もも皮下脂肪なし（焼き）	3.8	カタクチイワシ（煮干し）	18.0	カキ	2.1
豚レバー	6.9	カツオ（缶詰）	2.6	青ノリ	77.0
マトンロース脂身つき（焼き）	3.6	シシャモ	1.6	赤コンニャク	78.5
鶏レバー	3.3	干しエビ	3.9	納豆	3.3
ビーフジャーキー	8.8	アサリ（水煮缶詰）	29.7	煎りゴマ	9.9
コンビーフ	4.1	シジミ（水煮）	14.8	ココア	14.0

なかでも鉄分を多く含むのは、アサリ、カタクチイワシ（煮干し）、レバー、卵、ビーフジャーキー、コンビーフなどです。そのほか動物性食品以外では、青ノリ、ココアなどに鉄分は比較的多く含まれています。発達障害の子供は鉄不足であることが多いので、上の表を参考に、鉄分を含む食品も積極的にとるようにしましょう。

鉄分の補給と聞くと、ホウレンソウを思い浮かべるかたが多いかもしれません。しかし、植物性食材に含まれる非ヘム鉄は吸収率が悪いので、動物性食材に含まれるヘム鉄のほうが断然おすすめです。また、鉄分の補給と同時に、鉄分の吸収を阻害するタンニンをさけることも重要です。タンニンは緑茶や紅茶、コーヒーなどに豊富です。

そのようにしても鉄分を貯蔵しているたんぱく質の量を示す「フェリチン値」がなかなか上がらない人は、サプリメント（栄養補助食品）などで鉄分を補給することも視野に入れたほうがよいかもしれません。医療機関で処方される鉄剤や鉄のサプリメントを飲むとムカムカするという人も、やはり消化吸収能力が落ちていることが考えられます。鉄剤やサプリメントを飲むにしても、動物性たんぱく質をしっかりとる食事で臓器を元気にして、消化吸収能力を高めることは必須《ひっす》です。

良質な脂質をとる

たんぱく質とともに、脂質《ししつ》も体の成分として非常に重要です。いまは食用油とひとくちにいっても、ものすごくたくさんの種類の油が出回っています。そのなかには、体に極力入れたくない「悪い油」も存在します。健康な体をつくるためには、できるだけ悪いものはさけ、良質な脂質を摂取するよう心がけましょう。

まず、極力さけるべき脂質は、サラダ油に代表される植物油、市販のドレッシングなどに使われている油、マーガリンやショートニング（植物油を原料としたクリーム状の製菓・調理用油脂《ゆし》）などのトランス脂肪酸《しぼうさん》です。これらは高温処理された油で、製造過程で悪性物質が発生するといわれています。そのため、藤川先生はこれらを「狂った油」と呼んでいます。酸化しやすいことも特徴で、加熱調理や時間の経過により質の悪い油となり、体への害がますます大きくなります。

スーパーで売られている揚げ物などは、忙しい主婦にとってはありがたいものです。私も以前はよく利用していました。でも、そのほとんどが植物油を使って揚げられています。作ってから時間がたっているので、酸化も進んでいるでしょう。その事実を知ってから、私は恐ろしくてスーパーの惣菜《そうざい》を利用することはなくなりました。お菓子やパンも、袋の裏を見ると、マーガリンやショートニングが使われているものが多くあります。

このように、ふだん何げなく子供に食べさせていたものによくない油が使われているなど、意外と身近なところに危険が潜《ひそ》んでいるのです。「脂質は体の重要な構成成分」という視点で、いままでより少し意識して、お子さんの口に入るものを選んでみてはいかがでしょうか。

なお、マヨネーズにも植物油が使われていますが、同時に卵も入っているので、とりすぎない程度に利用するとよいでしょう。

一方、摂取したい良質な脂質は、ラードやバターなどの動物性脂肪です。たんぱく質と同じく、動物である人間には植物性脂肪より動物性脂肪のほうが利用しやすいのです。

加えて、植物油ではありますがココナッツオイルもおすすめです。バター、ラード、ココナッツオイルは安定した飽和脂肪酸《ほうわしぼうさん》なので、加熱に強く、酸化しにくいという特徴があります。低温抽出《ちゅうしゅつ》された、できるだけ良質なものを選びましょう。独特のにおいが苦手な子供もいるので、その場合はラードやバターを利用するなど、好みに合わせて選んでください。

脂質については、良質な油を一日にどれだけとるかといった摂取量が重要なわけではありません。大切なのは、体に悪い油をできるだけへらし、質のよい油に替えていくことです。そのためには、いままで使っていた植物油、ドレッシング、マーガリンなどを、思い切っていったん全部捨てることを提案します。

そのうえで、調理油にはラードやバターを使いましょう。香りが気にならず、料理との相性がよければ、ココナッツオイルでもかまいません。

調理法も、揚げ物は大量の油が必要となるので、なるべくならさけたいもの。私は食事療法を始めてから、油を使う料理がへり、焼くか炒めるがほとんどです。そうすればコストも手間もかからずらくなるうえに、体に安全な食事が実現できます。

バターやココナッツオイルは、お菓子を手作りするときにも最適です。やってみると、意外と植物油がなくても困らないものです。

私は、植物油であっても、臨機応変な使い方を提案しているものもあります。一つは、体によい油として一躍脚光を浴びたオリーブオイル、亜麻仁油《あまにゆ》、エゴマ油です。これらはやはり酸化しやすいので、積極的な利用はおすすめしません。とくに、オリーブオイルは商品によって質に差があり、本当に良質なものを求めるなら、純度や抽出方法などを慎重に見極める必要があります。また、良質なオリーブオイル、亜麻仁油、エゴマ油は、いずれも高価です。けれども、サラダを食べたいかたが、市販のドレッシングやマヨネーズの代わりにこれらの油を使うと、メリットはあります。その代わり、酸化が進まないうちにできるだけ早く使い切ること。亜麻仁油やエゴマ油は熱に弱いので、加熱調理はさけてください。

私自身は、サラダをあまり食べないのですが、ココナッツから中鎖脂肪酸《ちゅうさしぼうさん》のみを抽出した「MCTオイル」をときどきドレッシング代わりに使うことがあります。MCTオイルは亜麻仁油やエゴマ油と違って酸化しにくく、便秘の改善にも役立つからです。体質によって、合う・合わないがあると思うので、試したいかたは様子を見ながら、まずは少量から使ってみてはいかがでしょうか。

なお、ベニバナ油、コーン油、大豆油、ゴマ油などの植物油に多いω《オメガ》-6脂肪酸はできるだけへらす必要がありますが、私は料理の香りづけにゴマ油をときどき使うことはあります。それぞれの油のメリット・デメリットを知ったうえで、上手に活用して食事を楽しむことも大事です。そのうえで、全体的には良質な脂質をとる方向へスイッチしていけたらよいのではないかと考えています。

糖質を控える

食べ物があふれ、食糧難の危機がないにもかかわらず、現代人の多くが質的な栄養不足に陥《おちい》っている理由。そこには、糖質過多が大きく影響しています。

糖質とは、砂糖だけに限りません。炭水化物から食物繊維を除いたものが糖質です。代表的なものは、ごはん、パン、うどんやスパゲティなどの麺類です。これらは「主食」と呼ばれているため、食事の中心と考えている人が多いのではないでしょうか。調理の手間もかからず、手軽にすぐおなかを満たすことができるという点からも、現代人は糖質にたよった食生活を送っている人が圧倒的多数だと思います。

しかし、糖質を食事の中心にすると、それだけでおなかがいっぱいになり、ほかのものがあまり食べられなくなります。ごはん、パン、麺類などの精製糖質（精製された白い糖質）をとりすぎると、ビタミンB群やミネラルを消費するため、質的な栄養不足になるのです。

これまでにも再三述べてきたように、発達障害の子供はたんぱく質と鉄分が不足しているケースが多く見られます。だからこそ、たんぱく質と鉄分を含んだ食品をしっかり摂取するために、糖質を控えめにする必要があるといえるでしょう。

ここで、興味深い比較をしてみたいと思います。一般的によくある幕の内弁当と、ごはんの量を半分にへらし、その分、肉や卵など動物性たんぱく質のおかずをふやした弁当で、それぞれの栄養素の量を比べてみましょう。

一般的な幕の内弁当は、ごはんに焼き魚や煮物、揚げ物などのおかずが入り、糖質の量は83・4グラムです。そして、たんぱく質は21・0グラムとなります。一方、ごはんの量を半分にして、たんぱく質のおかずをふやした弁当では、糖質は35・6グラム、たんぱく質は40・4グラムです。

いかがでしょうか。糖質をへらして肉や卵のおかずをふやせば、摂取できるたんぱく質の量が違ってくることが、おわかりいただけるのではないでしょうか。

糖質過多の問題点は、質的な栄養不足を招くことだけではありません。いまでは、糖質のとりすぎが生活習慣病をはじめ、さまざまな病気を招くことがわかってきています。なかでも白く精製された白米や白砂糖、小麦粉などは、食べると血糖値が急激に上がります。その血糖値を下げるため、膵臓《すいぞう》からインスリンというホルモンが大量に分泌されます。すると、今度は低血糖になり、グルカゴン、アドレナリン、コルチゾール、成長ホルモンといった血糖値を上げるホルモンが分泌されます。これらのホルモンの合成にはビタミン・ミネラルが必要なため、体はビタミン・ミネラル不足に陥ります。

こうした血糖値の乱高下、ビタミン・ミネラル不足は、精神を不安定にします。その結果、うつ病やパニック障害などの精神疾患《しっかん》、また、発達障害特有の症状などが現れてくるのです。

発達障害のお子さんを持つかたから相談を受けたとき、食生活についてきいてみると、やはり偏食の子供が多いことを実感します。甘いお菓子やジュースが手放せない子、菓子パンばかり食べている子もいました。もちろん、発達障害だからといって全員が全員、糖質過多の食生活を送っているとは限りません。それでも、思い当たる人はかなりいらっしゃるのではないでしょうか。

朝食をおにぎりだけ、あるいはパンだけですませていませんか。ごはんとギョーザ、ラーメンとチャーハンなど、炭水化物同士のメニュー構成になっていないでしょうか。お子さんの食生活を振り返ってみて、糖質に偏っていたり、肉・魚・卵をあまり食べていなかったりするようであれば、糖質を少しへらしてみることをおすすめします。

糖質のへらし方として、私がまず提案するのは、これまで食べていた糖質の1割ぐらいをへらしてみることです。厳密に分量を計らなくても、おおまかな目安として「1割ぐらい」でOKです。

いままで炭水化物のオンパレードだった人が、いきなり糖質をへらすとなると、ハードルの高さを感じたり、食事療法自体に拒絶反応を示したりしがちです。でも、「いままでの1割へらす」となればどうでしょうか。これならできそうな気がしませんか。

何をどれだけへらすかは、お子さんの嗜好《しこう》や、やりやすさで決めてもらってかまいません。お菓子もごはんも大好きな子供なら、まずお菓子をやめてみるのも一つの手です。お菓子がないとがまんできないなら、逆にごはんからへらしていってもよいでしょう。または、あとで紹介する糖質の少ないお菓子に代えるという方法もあります。どちらかをやめるのではなく、それまで食べていた糖質を全体的にまんべんなくへらしていくのも、ありです。

ごはんの量をへらしても、動物性たんぱく質のおかずをふやして、それをしっかり食べられるようになれば、体が満たされて「もっとごはんが欲しい」とは思わなくなっていきます。

さらに、私たちの体には鉄分が不足すると甘い物が欲しくなるというメカニズムがあるため、鉄分が足りてくると甘い物も自然に欲しくなくなっていきます。この食事療法で動物性たんぱく質を積極的にとることを優先順位の第一番にしているのは、それが狙《ねら》いでもあります。動物性たんぱく質を積極的にとって、たんぱく質と鉄分が足りてくれば、糖質は意外とすんなりへらしていけるのです。

そうして1割からもっとへらせるようであれば、徐々に糖質を少なくしていきましょう。最終的には、「ごはん、パン、麺類、甘いお菓子などは、給食やつきあいでたまに食べる程度」というところまでもっていけたら理想的です。なお、発達障害の度合いによっては、医師の指導による厳格な糖質制限が必要になります。

糖質をへらすために、どんな食品に糖質が含まれているのかも知っておきましょう。糖質と聞いて、まず思い浮かぶのは「砂糖」だと思います。その砂糖を大量に含むのが、チョコレートやキャンディ、ガム、ケーキ、まんじゅうなどの菓子類、ジュース、スポーツドリンクなどの清涼飲料水です。調味料として使う砂糖、みりんも、たくさん使えば使うほど糖質が多くなります。市販の惣菜などにも、こうした調味料は多く使われています。

ごはんも糖質です。白米はもちろん、体によいと思いがちな玄米《げんまい》も、糖質量に大差はありません。パン、うどん・ラーメン・スパゲティなどの麺類、ギョーザや春巻きの皮といった小麦製品も糖質です。

野菜や果物も、種類によっては糖質を多く含むものがあります。野菜ではジャガイモ・サツマイモなどのイモ類、カボチャ、トウモロコシ、レンコンなど。果物は全般的に糖質が多く、とくに注意すべきはバナナです。干しブドウなどのドライフルーツも、糖質を多く含んでいます。そこから考えると、野菜と果物で作られているスムージー、野菜ジュース、フルーツジュースなども、ヘルシーなイメージの半面、実は糖質の多い飲み物といえます。

では、これらをへらしていくには具体的にどうすればよいのでしょうか。なるべく負担なくへらすための工夫やヒントを、以下に述べたいと思います。

●お菓子・ジュース類

飲み物は水やお茶を基本にして、糖質の多いジュースやスポーツドリンクはできるだけ控えます。無糖の抹茶《まっちゃ》やココアを生《なま》クリームで割り、天然由来の甘味料を少し加えて、子供に与えてもよいでしょう。生クリームの脂肪とほのかな甘みで満足度が高まるので、これだけ

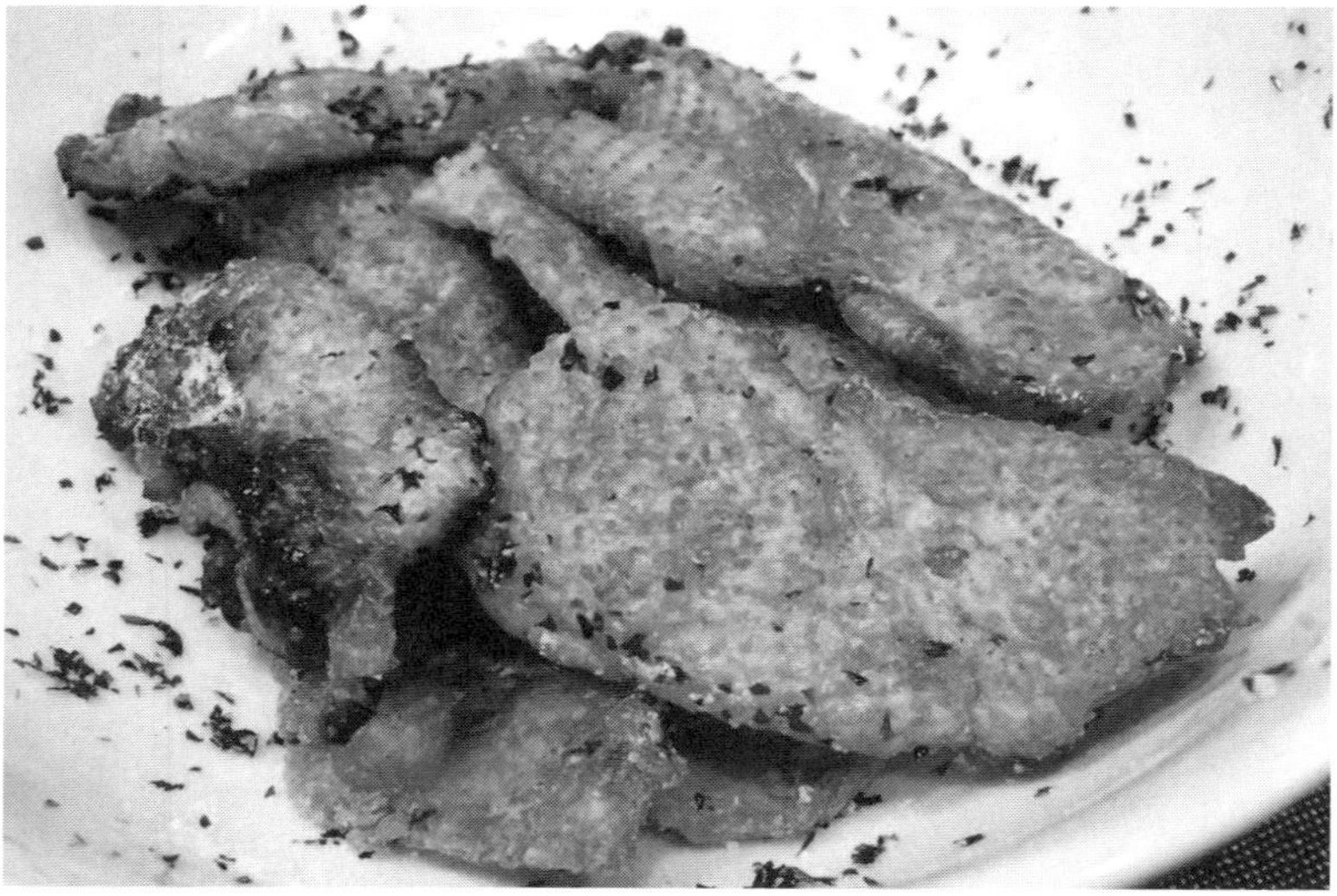

パリパリに揚げ焼きにした鶏皮はおやつ代わりに最適

でおやつ代わりにもなります。

お菓子は、甘い物の代わりにナッツ、チーズ、ビーフジャーキー、スルメなどを与えてみてはいかがでしょうか。また、いまはコンビニなどでも糖質オフスイーツが販売されています。どうしてもスイーツを欲しがるときは、そのような代《だい》替品《たいひん》をたまに利用するのも一つの対策法です。

可能なら、糖質オフスイーツを手作りするのもおすすめです。わが家では、天然の甘味料を使った生《なま》チョコを作ったり、ポテトチップスの代わりに鶏皮をパリパリに揚げ焼きして塩や青ノリを振って食べさせています（上の写真を参照）。

子供たちもとても気に入ってくれています。本書でも糖質オフスイーツのレシピを紹介しているので（110～112ページを参照）、ぜひ作ってみてください。

●砂糖

砂糖は、ラカンカやステビア、エリスリトールなどの天然由来の甘味料に変えましょう。液状や顆粒《かりゅう》状のものが市販されています。これらは血糖値に影響を与えないことが明らかになっています。液状の甘味料は、料理に照りを出したいときなどにみりんの代用品として使えます。

白砂糖に比べると、こうした甘味料はやや価格が高いことが難点です。でも、先述したように、鉄分が足りてくると甘い物を欲しなくなるので、甘味料を使う頻度《ひんど》はだんだん下がっていきます。だいたい最初の3ヵ月が勝負です。その間を乗り切るためのお助けアイテムとして、初期投資してみてはいかがでしょうか。

なお、人工甘味料は発ガン性やインスリン抵抗性の問題が指摘されています。必ず天然由来の甘味料を選ぶようにしてください。

●ごはん（白米）

ごはん（白米）は、とにかくそれまで食べていた量を少しずつへらしましょう。茶わんをひとまわり小さいものにする、主食をとるのは朝と昼だけと決めて夜はおかずだけにする、などが手っ取り早い方法です。

ごはんが大好きで、へらすなんて無理という場合は、コンニャク米を利用するのがおすすめです。最初は白米に1割程度まぜて炊けば、子供はほとんど気づかないので、コンニャク米の割合を少しずつふやすとよいでしょう。舌が敏感な子供には、シソなどを加えるとわかりにくくなります。

まぜごはんにしたり、卵や肉をたっぷり入れたチャーハン、牛丼や親子丼など具だくさんのどんぶりものにしたりしても、少ない量のごはんで満足度は高くなります。わが家では、基本的に夕食ではごはんを食べないと決めていますが、たまに食べたいときはそのようにして出しています。どんぶりもののときは、コンニャク米や豆腐をまぜてカサ増しをすることもあります。なお、給食では白米を食べさせていますが、「おかわりはしないでね」と伝えてあります。

コンニャク米もダメ、どんぶりものやまぜごはんも好きではないとなると、苦肉の策とし

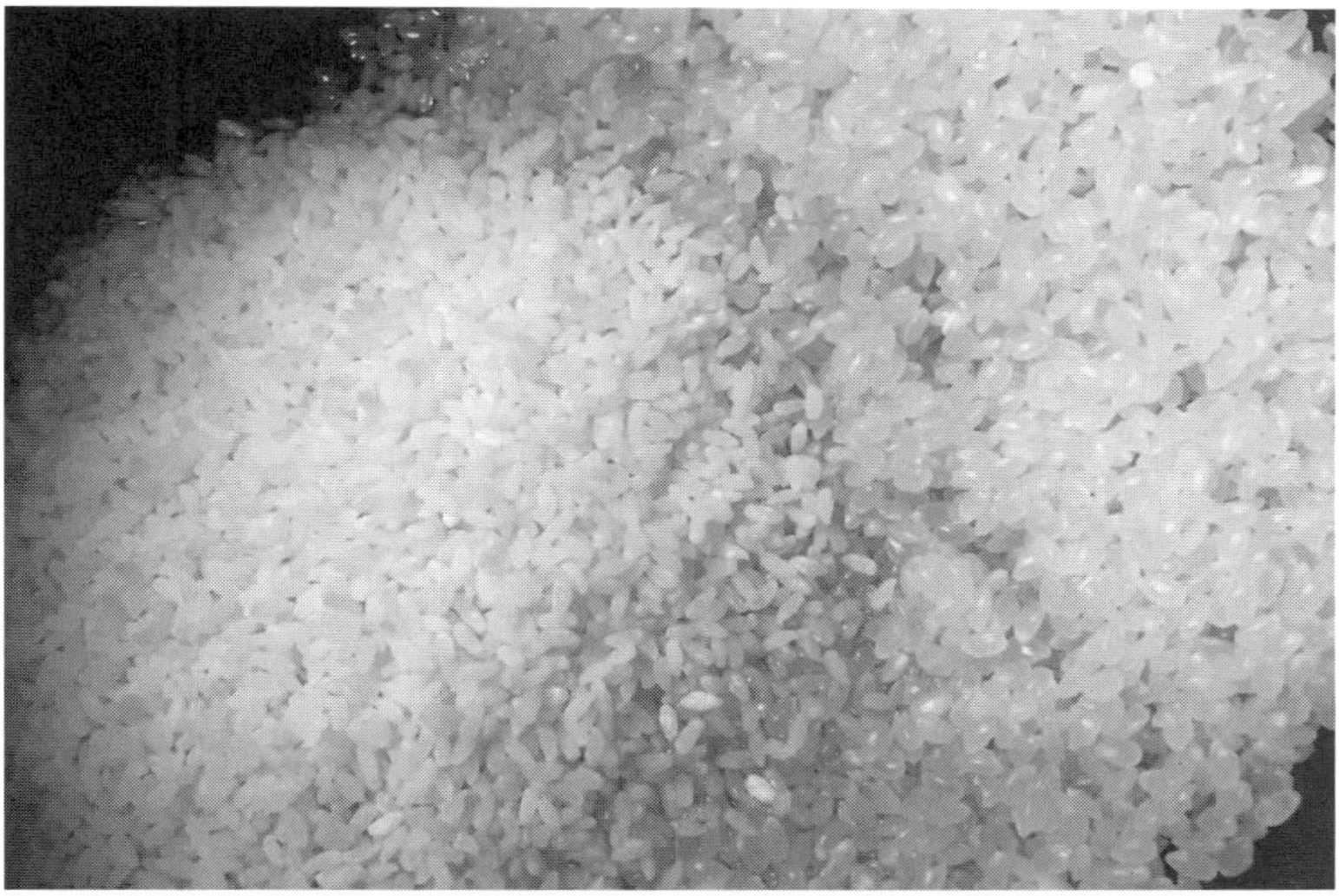

米とコンニャク米を半分ずつまぜて炊くと食べやすい

ては発芽玄米《はつがげんまい》をおすすめします。ビタミン・ミネラルが含まれる発芽玄米のほうが、白米よりまだメリットはあるという考えからです。玄米にはミネラルの吸収を阻害するフィチン酸が含まれていますが、発芽させるとそのリスクは解消するそうです。発芽玄米だけだと食べにくければ、白米に発芽玄米をまぜて炊いてもよいでしょう。

もう一つのテクニックとして、ごはんは最後に出すという方法もおすすめです。最初からおかずといっしょにごはんを出すと、ごはんが好きな子供はどうしても先に食べたいだけごはんを食べてしまいます。ですから、まず肉・魚・卵などのおかずを食べさせて、それでも足りなければ、最後にごはんをひとくち分だけ出すのです。おかずは、動物性たんぱく質のなかから、なるべくお子さんが好きなものを作ってあげましょう。そうすれば、たくさん食べておかずでおなかが膨れているので、ひとくち分のごはんでもきっと満足できるはずです。ごはんはあらかじめ、ひとくち分ずつ小分けして冷凍しておいて、足りないときだけ食卓に出すという手もあります。また、冷やごはんは血糖値を上げにくいことも判明しています。

●パン

スイーツと同じく、最近は糖質をカットしたパンも市販されています。ただし、市販のパンにはショートニングなどが使われていることが多いです。

パンを食べるときは、たとえば食パンなら、ごく薄く切って食べることをおすすめします。肉や卵などの具材をはさんでサンドイッチにすれば、パンが薄くても食べごたえのある朝食になるでしょう。薄く切った分、それまで食べていた量に比べると糖質はへっているはずです。なおかつ、ショートニングなど体によくないものの摂取量もへらすことができます。

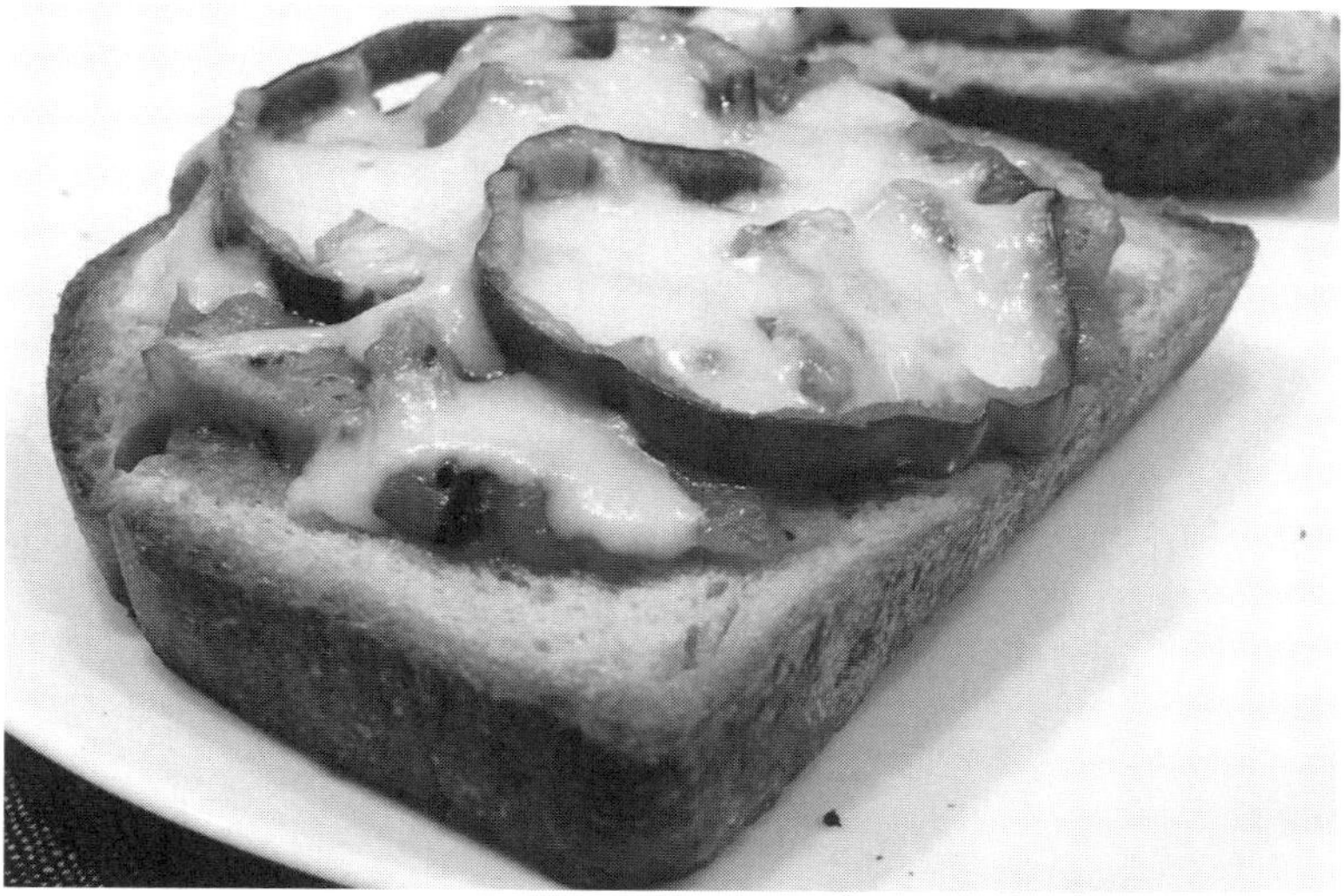

オープンサンドにすればパンは１枚ですむ

オープンサンドにすればパンは1枚ですむので、さらに摂取量をへらせます。

●麺類

うどんやスパゲティなどの麺類は、調理もらくで、それだけでおなかが膨れるので、忙しい主婦にとっては、ついたよりたくなるメニューです。けれども、いままで頻繁《ひんぱん》に食べていたなら、その頻度をへらすなどして、できるだけ控えるよう心がけましょう。

小麦粉で作られた麺の代用品としては、コンニャク麺がスーパーで購入できます。なかには苦手な子供もいるようですが、大丈夫であれば、こうした代用品を利用するのもよいでしょう。わが家では、コンニャク麺を使って、焼きそばやスパゲティなどもときどき楽しんでいます。本書でもレシピを紹介しています（104～105ページを参照）。

●野菜

「野菜は体によいから、たくさんとらないといけない」と思っている人は多いと思います。しかし、野菜はたんぱく質が少なく、根菜類に代表されるように糖質が意外に多いもの。たんぱく質をしっかりとって糖質を控える食事療法では、むしろ野菜はあまり必要ないと考えます。

とはいえ、野菜がないと彩《いろど》りがなくなり、食卓が暗くなりがちです。そこで私は、野菜は飾りとして使うことを提案しています。メイン料理やおかずの一品ではなく、飾りと考えれば、使う量はおのずと少なくなるはずです。カボチャの煮物をドンと出すよりも、彩りで1～2片添える程度なら、糖質のとりすぎにならないうえに、食卓も華《はな》やかになります。野菜をまったくゼロにするのではなく、アクセントとして上手に活用すれば楽しめます。

葉物野菜は糖質が少ないので、普通に食べても大丈夫です。動物性たんぱく質中心の食事では、ビタミンCが不足しがちなので、それを補う意味でもよいでしょう。かといって、野菜をたくさん食べすぎて、たんぱく質が食べられなくなったら意味がありません。いちばん大切なのは、動物性たんぱく質をしっかりとること、と肝《きも》に命じておいてください。

●果物

果物も糖質が多く、甘い物が好きな子供に与えると、余計に食欲が増してしまうことがあるので、なるべくなら控えたいものです。とはいえ、お菓子もダメ、果物もダメというのは、子供にとっては酷《こく》なものです。楽しみとして、比較的糖質の少ない果物を少量食べるぐらいはOKとしてもよいと考えています。

果物のなかでも糖質が少なめなのは、ブルーベリーやラズベリーなどのベリー類。ドライ加工したものは砂糖をまぶしている場合があるので、冷凍品を利用するとよいでしょう。アボカド、グレープフルーツ、キウイフルーツなども、糖質は比較的少ないほうです。食べすぎを防ぐには、1個まるごとではなくカットして出すなど工夫しましょう。

牛乳を飲みすぎない

子供の発達障害がよくなる食事療法では、動物性たんぱく質を積極的にとることを最重要視していますが、そのなかで例外となるのが牛乳です。

牛乳に含まれるたんぱく質は、ほとんどがカゼインです。このカゼインというたんぱく質は分解されにくいため、未消化のまま腸に入ると、腸の粘膜《ねんまく》を傷つけて炎症を起こします。モルヒネと似たアミノ酸配列のため、脳内で麻薬のように作用するので、中毒性が高くなることも問題です。「もっと欲しい、もっと欲しい」と牛乳をガブ飲みすることで、腸がどんどん傷ついてしまうのです。腸が傷つくと、たんぱく質や鉄分など必要な栄養がきちんと吸収できなくなります。

しかも、牛乳を飲みすぎると鉄欠乏性貧血の起こることが、学術論文でも明らかになっています。「牛乳貧血」という言葉もあるほどです。鉄分不足を悪化させないためにも、牛乳の飲みすぎにはくれぐれも注意しましょう。

牛乳には100グラム当たり4・8グラムの糖質も含まれるので、あまりガブガブ飲んでいると糖質の摂取量も必然的に多くなります。牛乳でおなかがいっぱいになって、ほかの動物性たんぱく質が食べられなくなることもさけたいものです。

そもそも、みなさんが必死になってお子さんに牛乳を飲ませたがるのは、なぜでしょうか。おそらく「カルシウムが豊富だから」「子供の成長に必要だから」という理由からでしょう。私も以前はそのような「牛乳神話」を信じて、毎朝子供に飲ませていました。けれども、よくよく調べてみると、牛乳は確かにカルシウムが多いのですが、カルシウムと協力し合って体内のバランスを保つマグネシウムが少ないことがわかりました。そのため、飲みすぎると、マグネシウム不足により、かえって体に弊害が生じるリスクがあるのです。

これらの事実を知ってから、私は牛乳を子供に飲ませないだけでなく、料理にも使わなくなりました。給食で出る牛乳は飲ませていますが、ごはんやパンと同じく「おかわりはしないでね」と伝えています。

みなさんも、牛乳にはデメリットもあるということを知ったうえで、どうすべきかを考えてみてください。少なくとも発達障害の子供はなるべく飲まないこと、ゼロにするのはむずかしいとしても、決して飲みすぎないよう最少限にすべきだ、と私は考えます。

牛乳を極力飲まないようにするには、まず飲み物を水かお茶にしましょう。ただ、先述したように牛乳には中毒性があるため、「いざ飲ませないようにしようと思っても、子供が欲しがってどうしようもない」と苦労しているお母さんも多いようです。そんなときは、牛乳の代わりになるような飲み物を用意してあげたほうがよいかもしれません。77ページで紹介した、無糖の抹茶やココアを生クリームで割り、天然の甘味料を加えたものはおすすめです。抹茶やココアには鉄分も含まれますし、味が濃厚で子供にも好評です。

生クリームは牛乳と同じく乳製品なのですが、藤川先生は「発達障害の子供に牛乳は飲ませないほうがよいけど、生クリームは○K」とおっしゃっています。生クリームは牛乳を分離して取り出した乳脂肪を原料に作られているので、加工の段階でカゼインの量が少なくなっているのでしょう。動物性たんぱく質としてすすめているチーズ、質のよい脂肪としてすすめているバターも、同じ理由です。とくにバターは、成分のほとんどが脂質なので、カゼインはごくわずかしか含まれていません。

シチューやグラタンなど牛乳を使う料理は、生クリーム、アーモンドミルク、ココナッツミルクなどで代用します。アーモンドミルクやココナッツミルクをいやがる子供には、生クリームと半々ぐらいでまぜてあげると、あまり違和感を覚えません。もちろん、生クリームを多めにしてもけっこうです。

なお、牛乳の代わりというと、豆乳を思い浮かべる人も多いかもしれません。しかし、豆乳はイソフラボンの含有量が多く、とりすぎるとホルモンバランスが乱れるといわれています。この観点から、豆乳はおすすめしません。

インスタント食品や食品添加物を控える

手軽なインスタント食品や冷凍食品、スーパーなどで市販されている惣菜などには、食品添加物が多数使われています。食品添加物は、ミネラルの吸収を阻害したり、体外に排出《はいしゅつ》したりする作用があるといわれています。

なかでも、食品添加物の摂取によって欠乏しやすいのが、亜鉛《あえん》です。亜鉛が不足すると、爪に白い斑点ができたり、味覚障害や皮膚障害、脱毛、子供の発育障害が起こったりするそうです。

また、亜鉛と鉄はどちらも動物性食品に含まれていることが多いため、鉄分不足の子供は亜鉛も不足しがちです。発達障害の子供はとくに、鉄分とともに亜鉛不足にならないよう、加工食品をはじめ食品添加物を含む食べ物はできるだけ控えたほうがよいでしょう。

買い物をするときは、ぜひパッケージに書かれている成分表示を見るようにしてください。

多くのインスタント食品には、カタカナやローマ字を含む化学薬品のような名称が多数書かれています。それらが、いわゆる食品添加物といわれるものです。そのほかにも、あまり摂取したくない植物油や、小麦粉、砂糖などの糖質も多く含まれていることがわかると思います。体に悪影響を及ぼすものがいかにたくさん含まれているかを知ることが、インスタント食品をへらしていく第一歩になるはずです。

食品添加物によってミネラルの吸収が阻害されるだけでなく、インスタント食品は加工される段階でビタミンやミネラルがどんどん削ぎ落とされていくので、そもそも含まれる栄養自体が少ないことも問題です。インスタント食品ばかりとっていたのでは、必要な栄養が摂取できないのです。ビタミン・ミネラルをしっかり摂取するには、加工されていない素材から料理することが理想です。

忙しい主婦にとって、素材から料理することは手間も時間もかかるので、確かにたいへんです。手っ取り早くインスタント食品を利用したくなる気持ちもよくわかります。でも、ちょっとした工夫で手間と時間を省くことは可能です。

たとえば、インスタント食品以外にも、買ってきてすぐに食べられるものはあるものです。いちばん簡単なのは、皿に並べて出すだけでOKの刺し身です。なるべくシンプルな味つけのローストビーフを買ってきて、レタスやベビーリーフなどの葉野菜といっしょに盛り付け、ボリュームサラダにするのもおすすめです。

できるだけ手間をかけずにすむ簡単メニューをいくつか覚えておいても便利です。私のおすすめは、鶏肉に好きな味をつけて焼くだけの料理です。照り焼き、ハーブ、タンドリーチキン風など、味にバリエーションをつけてローテーションすれば飽きることもありません。コンビニで人気のサラダチキンも、自分で意外と簡単に作れるものです。数日間は日持ちもするので、時間のあるときに作っておけば切って出すだけですみます。

最近は無添加にこだわった加工食品を出しているメーカーもあるので、そういうものを探して利用するのもよいでしょう。わが家では、無添加調理のミートボールをよく利用しています。弁当にも入れるのですが、帰ってきて弁当箱をあけた瞬間のにおいが、添加物の多い加工食品を使っていたときとは全然違います。ハムやウインナーも、着色していない無添加のものが、探せばあるものです。

ストイックにこだわりすぎる必要はありませんが、体に悪いものはできるだけへらしていく意識を持って、食べるものを選んでいきましょう。

食事療法を成功させるための心得

冒頭でも述べたとおり、食事療法はむずかしく考えすぎるとハードルが高くなってしまいます。また、「あれもダメ、これもダメ」と制限にこだわりすぎるとストレスがたまります。とくに子供は、好きなものを取り上げられると反発心が強くなるので、注意が必要です。

そこで、食事療法を成功させるために心得ておいてほしいポイントを二つお伝えします。一つは「動物性たんぱく質の摂取を最優先すること」、もう一つは「完璧を求めず、許せる心の余裕を持つこと」です。順番に説明しましょう。

❶動物性たんぱく質の摂取を最優先する

本章で紹介した「子供の発達障害がよくなる食事」の6原則は、当然、すべてを念頭において、できる限り実践してほしいものです。しかし、「いきなりすべてを実践するのはむずかしい」「あれこれ考えるのはたいへん」という人も多いことでしょう。

ですから、この食事療法では、とにかく動物性たんぱく質をとることを最優先してください。それを意識していれば、メニューも自然にいままでとは違うものになっていくはずです。

「おかずに卵料理を一品プラスしようかな」とか、「チーズをトッピングしてみよう」といった工夫やアイデアも生まれてきます。

動物性たんぱく質の摂取量がふえれば、食べられるごはんの量はおのずとへるでしょう。動物性たんぱく質をしっかりとって鉄分が足りてくると、甘い物も欲しくなくなっていきます。この食事を実践した人たちからは、「炭水化物中心だったときはすぐおなかがすいていたけど、肉・魚・卵・チーズを食べていたら腹持ちがよくておなかがすかない」という声もよく聞かれます。動物性たんぱく質の摂取を最優先させることで、結果的にごはんやおやつなどの糖質を控えることもできるようになっていくのです。

まずは3ヵ月間、あきらめずにやってみてください。そうすれば体が少しずつ変化してきて、そこから先は比較的スムーズにこの食事が受け入れられるようになっていくはずです。慣れてきたら、ほかの5項目も意識してとり入れてみましょう。あせらず、ゆっくり確実に、自分のものにしていくことが大切です。

外食でも動物性たんぱく質をとることを意識していれば、食事療法がさほど乱れることはありません。わが家の外食は、もっぱら焼肉が中心です。試しに、肉をおなかいっぱい食べたあとでアイスクリームを食べて、血糖値を測ってみたことがあります。すると、血糖値はほとんど上がりませんでした。動物性たんぱく質をしっかりとって、糖質は最後にとるようにすれば、子供の楽しみのデザートをあきらめさせる必要もないのです。

家族で出かけて小腹がすいたときは、おやつや昼食にコンビニのチキンを食べさせることもあります。添加物の心配はあるものの、同じように添加物、さらには糖質の多いお菓子を食べさせるよりは、動物性たんぱく質をとることを優先したいからです。

近ごろは、コンビニや外食チェーン店でも、糖質制限を意識したメニューを置いているところがふえてきているので、外食もいろいろと楽しめるようになってきています。

動物性たんぱく質を積極的にとるメニューとして、私がふだん実践している献立をいくつか紹介しましょう。考え方の参考にしてください。

●ショウガ焼きの日の献立

ブタのショウガ焼き、カツオのたたき、スパゲティサラダ、卵スープ

〈ポイント〉

肉・魚・卵を盛り込んだ、まさに動物性たんぱく質中心の献立です。なかでも、カツオは鉄分補給を意識してとり入れています。また、私は卵スープにバターを加えます。このひと

工夫で腹持ちがとてもよくなるので、食べ盛りの子供もじゅうぶん満足してくれるのです。体温が上がり、免疫力も高まったようで、カゼもひきにくくなりました。スパゲティサラダにはコンニャク麺を使用しています。市販品をうまく利用すれば、子供の大好きなメニューもかなえてあげることができます。

●ハンバーグの日の献立

チーズたっぷりのハンバーグ、ブロッコリーのポタージュ

〈ポイント〉

こちらも動物性たんぱく質たっぷりメニューです。ハンバーグの中にチーズを入れて、さらにハンバーグの上にもチーズを載せています。ハンバーグを割ると中に入れたチーズがビヨーンと伸びるので、子供は楽しんで食べてくれます。上に目玉焼きを載せてもよいでしょう。ブロッコリーのポタージュは、生クリームとアーモンドミルクを半々の割合で使っています。牛乳を使わなくてもポタージュが作れて、生クリームが濃厚なのでアーモンドミルクの味も違和感なく食べられます。

●ギョーザの日の献立

焼きギョーザ、卵焼き、具だくさんスープ

〈ポイント〉

ギョーザの皮は炭水化物です。そこで、ギョーザ単品の献立はさけて、卵焼きと具だくさんスープをつけました。そうすれば動物性たんぱく質の摂取量がふえて、ギョーザを食べる量がへるからです。卵焼きとスープに限らず、ミートボールとみそ汁など、何でもかまいません。動物性たんぱく質のなかでも子供の好きなものをプラスすると、それをたくさん食べるので、ギョーザを食べすぎることはないでしょう。プラスするのは動物性たんぱく質です。くれぐれもギョーザとチャーハン、ラーメンといった炭水化物だらけの組み合わせにはしないでください。

●遠足の弁当

チーズのハム巻き、アオサ入り卵焼き、ハンバーグ、ピーマン炒め（左ページの写真を参照）

〈ポイント〉

わが家では、弁当にもごはんは入れません。おかずはどれも簡単なものばかり。それでも

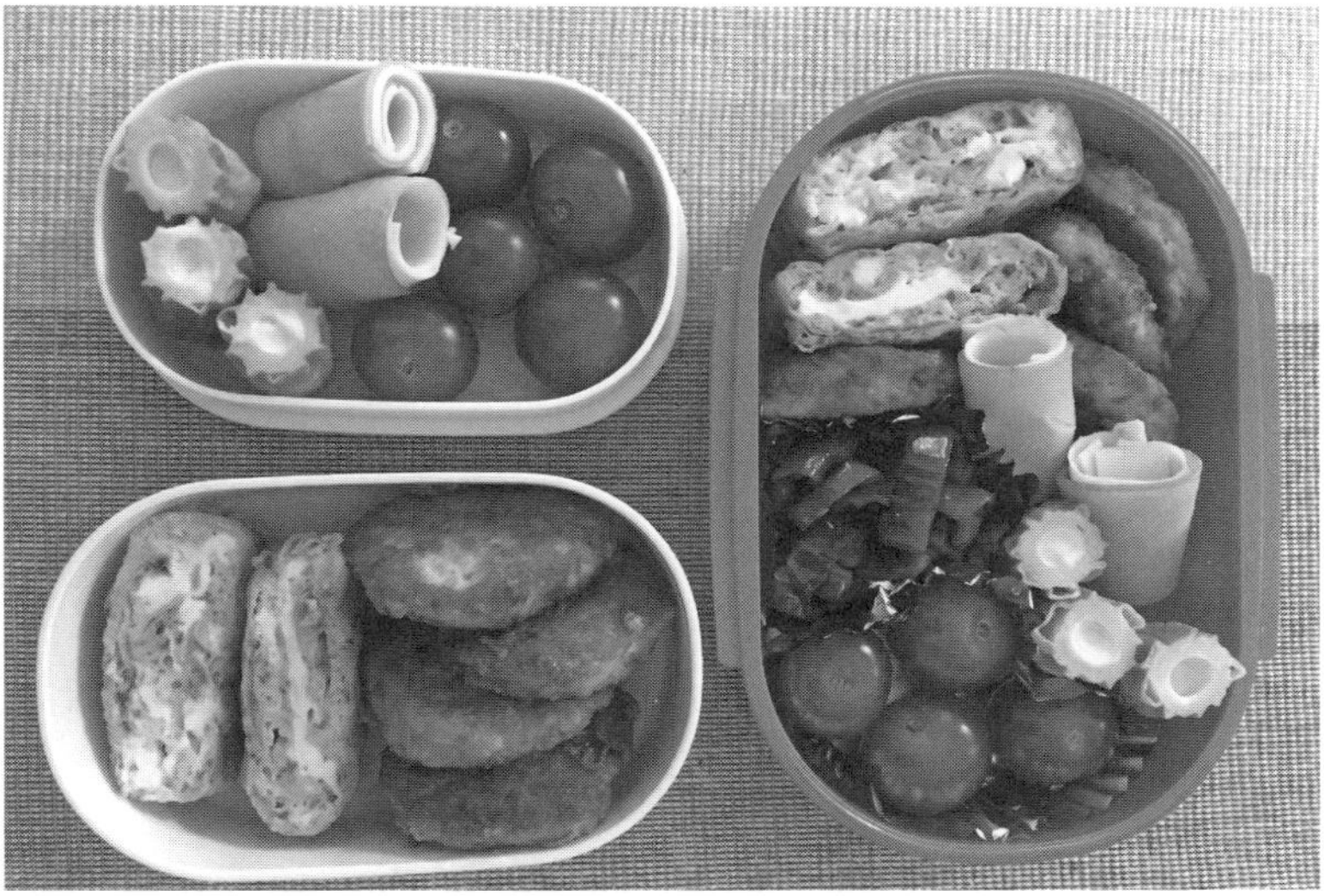

遠足の弁当にもごはんは入れずおかずのみ

チーズ・ハム・卵・ハンバーグの肉と、動物性たんぱく質がたっぷり入っていますし、卵焼きに入れたアオサには鉄分やマグネシウムが含まれています。息子はピーマンが好きなので、炒めて入れると彩りもきれいになって一石二鳥。トマトも飾りとして使います。ごはんの入っていない弁当は子供たちにとってもめずらしいらしく、弁当の日は友達が興味津々《きょうみしんしん》で息子の弁当をのぞきにくるそうです。おかげで、弁当を作る日は私のモチベーションもアップします。

●外食のバイキングメニュー

ビーフシチュー、ビーフステーキ、ト

リの唐揚げ、チキングリル、トマトのモッツァレラチーズ添え、サーモン・ブロッコリー・タマネギのサラダ

〈ポイント〉

外食では、好きなものを好きなだけとれるバイキングもおすすめです。動物性たんぱく質を中心に料理を選んで、シチューをとるときは厚かましいのもおかまいなしで肉をたっぷり入れます。ごはんや麺などの炭水化物はとらないのが理想ですが、どうしても食べたければ、最後に少しだけ食べるようにするとよいでしょう。

❷完璧を求めず、許せる心の余裕を持つ

「今朝もパンを食べさせてしまった」「友達からもらってきたチョコレートを取り上げたら反発された」「時間がなくてついレトルト食品を利用してしまった」——これらは食事療法を開始した人からよく寄せられる相談です。

どんなに親ががんばって食事療法を実践しようとしても、子供も一人の人間ですから、すべてが思いどおりになるとは限りません。家庭ではある程度コントロールできたとしても、外に出て社会の中で生活する以上、子供同士のつきあいもあれば、親の目が行き届かない場

面もたくさんあるでしょう。遠足などでお菓子を持っていく機会があれば、友達同士で交換し合ってチョコレートやスナック菓子をもらったり、友達の家に遊びに行ってジュースやケーキを出されたりすることもあるはずです。中学生にもなると、自分の小使いで買い食いすることも可能になります。

実際にこうした相談を受けたとき、私は「わが家も完璧にはしていないですよ」と答えています。1週間のうち1～2日よくないものを食べてしまったとしても、食事療法を始める前の1週間と比べたらどうでしょうか。よくないものを食べる頻度はきっと低くなっているはずです。それだけでも前に進んでいるということです。できなかったことを嘆くより、できていることに目を向けて、プラス思考で少しずつ前進していけばよいのです。

朝食にパンを食べる日があったとしても、以前よりその頻度がへっていれば、そんなに罪悪感を覚える必要はありません。子供は歩いて学校へ行き、運動もして糖を消費するので、糖質を多少とっても、すぐに大きな問題にはつながらないはずです。「糖質をゼロにしなければ！」などと気負うことはないのです。「糖質はまず1割へらすことから始めましょう」といっているのは、そういう意味もあります。

子供が外で食べてくることについては、私はもう目をつぶるしかないと考えています。毎日のように隠れておやつを食べたり、買い食いをしたりして、おなかがいっぱいになってごはんが食べられないなど極端な状況でない限り、そこは大らかな気持ちで許しましょう。子供自身もわかっているはずです。ふだん食べたいものをがまんしてがんばっている分、たまにごほうびとして許してあげれば、「明日からまたがんばろう」という気持ちにもなるものです。わが家では、たまにいただきもののお菓子があると、「今日はお肉をこれだけ食べたら、デザートにお菓子を食べていいよ」と、あえてごほうびを与えることもあります。うれしそうに食べる息子を見ると、こちらまでうれしくなります。

気持ちに余裕を持って、自分にも子供にも負担をかけすぎないことが、食事療法を長続きさせる秘訣だと思います。

最後に付け加えておくと、動物性たんぱく質を中心とした食事では、ビタミンCが不足しがちです。食事だけでじゅうぶんな栄養がとれない場合は、サプリメントで補《おぎな》う方法もあります。また、ビタミンB群は総合的にとる必要があるので、食事だけでまんべんなく摂取するのはむずかしいかもしれません。56ページで述べられているとおり、藤川先生の治療でも、食事の見直しとともにサプリメントの摂取を推奨していらっしゃいます。

子供の発達障害がよくなる食事

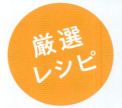

厳選レシピ

高たんぱく、低糖質、そして鉄分豊富な「子供の発達障害に効く食事」。ここでは、この3原則にのっとり、なおかつ良質な脂質を活用した厳選レシピを紹介します。糖質を制限してもおいしくいただける主食、たんぱく質がたっぷりとれる主菜、そして、子供には欠かすことのできないおやつという三つのカテゴリーから合計11のレシピを大公開しました。

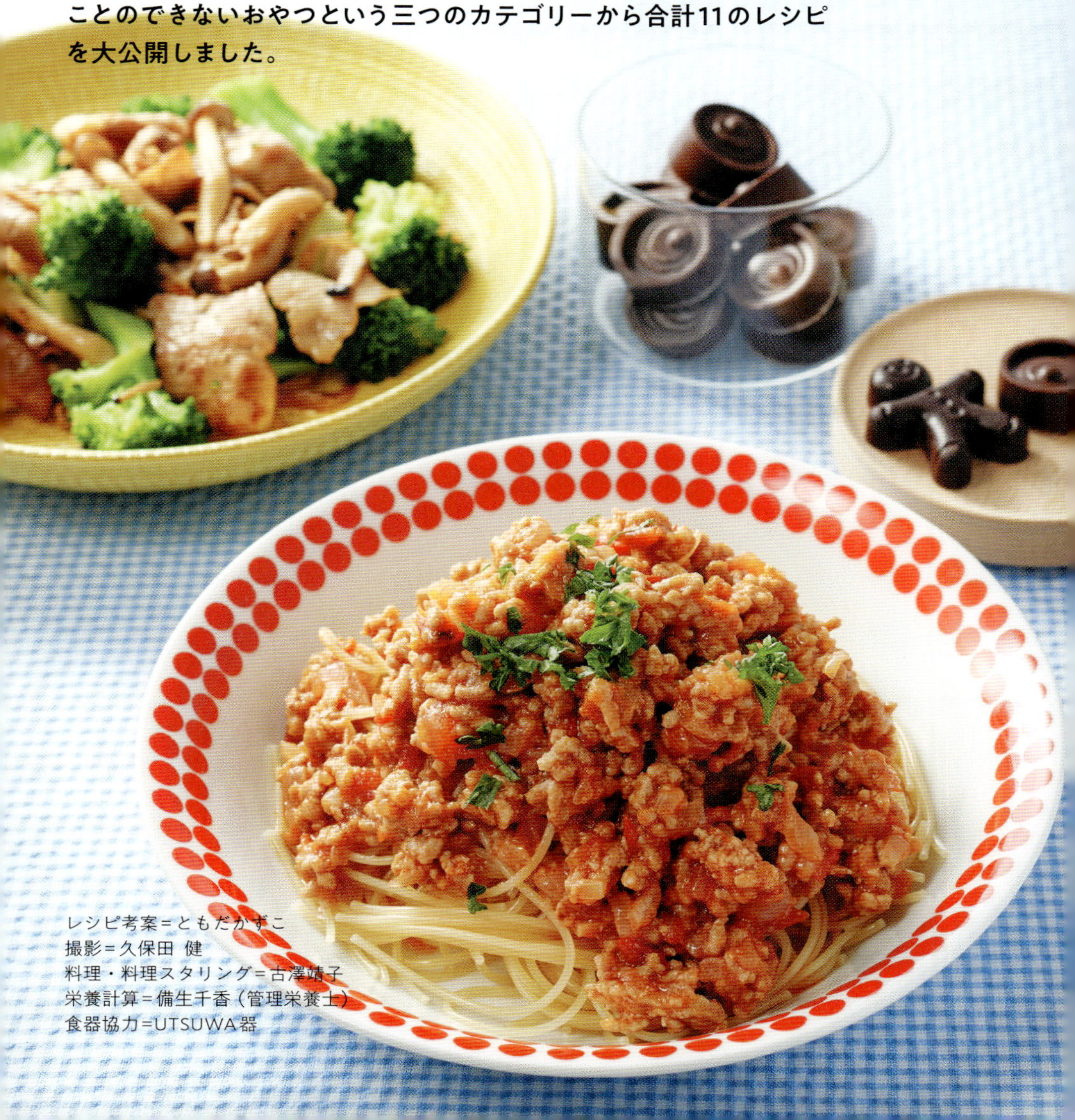

レシピ考案＝ともだかずこ
撮影＝久保田 健
料理・料理スタリング＝古澤靖子
栄養計算＝備生千香（管理栄養士）
食器協力=UTSUWA器

主 食 1 カルボナーラ風スパゲティ

【材 料】 2人分

無添加ブロックベーコン 200グラム
卵（全卵）2個　　水 2リットル
自然塩 20グラム
糖質50%オフパスタ（乾麺）160グラム
MCTオイル（もしくはオリーブオイル）10グラム
ラード 5グラム
生クリーム（動物性）200ミリリットル
シュレッドチーズ 60グラム
卵黄 2個分　　粗挽《あらび》き黒コショウ 少々

【作り方】

❶ブロックベーコンは包丁でお好みの大きさに切る。
❷卵は割ってボウルに入れ、菜ばしで溶《と》きほぐす。
❸深鍋に水と塩を入れて強火でお湯を沸かす。
❹沸騰した状態のお湯の中にパスタを入れ、しばらくしてから火力を中火から強めの中火にして沸騰している状態を保ちながら、標準ゆで時間より1～2分短くゆでる。
❺④がゆで上がったら湯切りしてから深鍋に戻し、オイルをかけてまぜ合わせる。
❻フライパンにラードを入れ、①を中火で炒める。
❼ベーコンから油分が出てきたら火を弱め、生クリームとシュレッドチーズを加えてまぜ合わせる。
❽ムラなくまざったところで⑤を入れ、全体が温まったら火を止める。
❾②を加えて素早くまぜ合わせ、皿に盛り付ける。水分が多い場合は、弱火で温めてソース状にする。
❿卵黄と粗挽き黒コショウをトッピングして出来上がり。

1人分の糖質
8.1グラム
1人分のたんぱく質
35.9グラム
1人分の脂質
35.6グラム

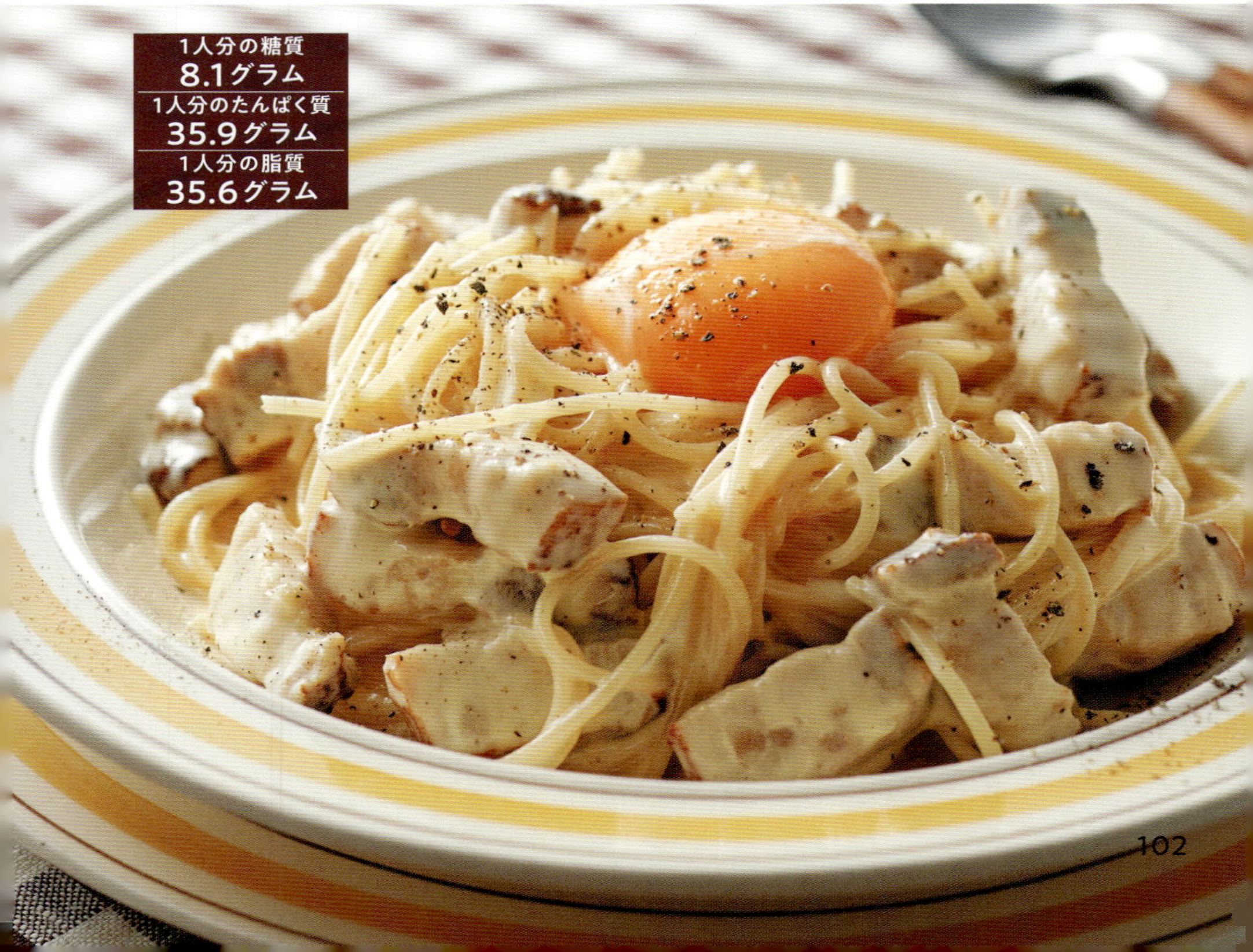

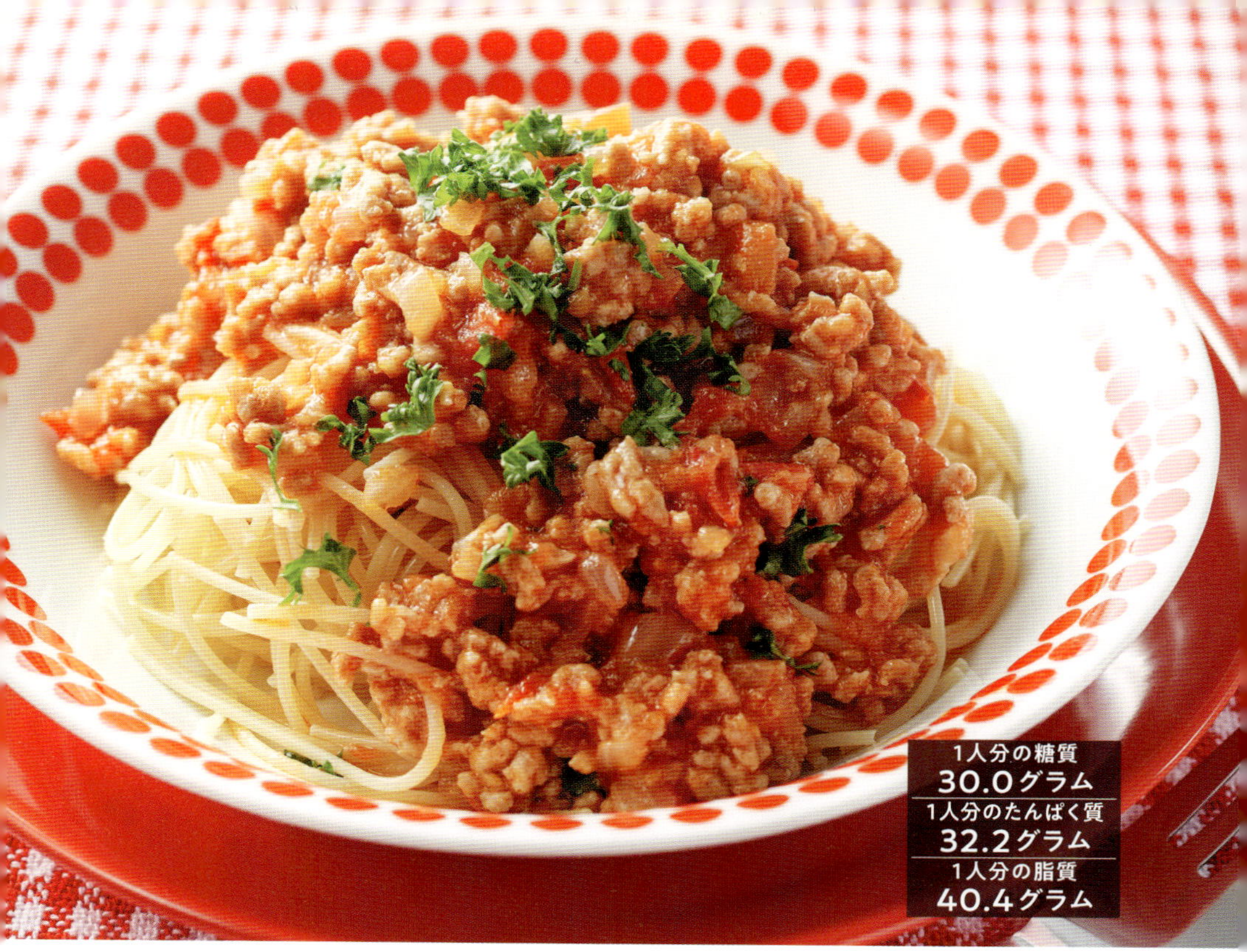
1人分の糖質
30.0グラム
1人分のたんぱく質
32.2グラム
1人分の脂質
40.4グラム

主食 2 トマトミートスパゲティ

【材料】 2人分

ニンニク 1/2片　タマネギ 1/2個
トマト（中）1個　水 2リットル
自然塩 20グラム
糖質50％オフパスタ（乾麺）160グラム
無塩バター 40グラム　豚肉ミンチ 200グラム
糖質オフケチャップ 大さじ2
化学調味料無添加コンソメ 1本（4.5グラム）
MCTオイル（もしくはオリーブオイル）10グラム
パセリ（トッピング）適宜

【作り方】

❶ニンニクとタマネギは包丁でみじん切りにする。
❷トマトは包丁で1～2センチ角くらいの大きさに切る。
❸深鍋に水と塩を入れて強火でお湯を沸かす。
❹沸騰した状態のお湯の中にパスタを入れ、しばらくしてから火力を中火から強めの中火にして沸騰している状態を保ちながら、標準ゆで時間より1～2分短くゆでる。
❺フライパンにバターと①のニンニクを入れ、香りが立つまで弱火で炒める。
❻①のタマネギを加え、弱めの中火で焦がさないようにじっくり炒める。
❼タマネギが半透明になってきたら、豚肉ミンチを加えてさらに炒める。
❽肉の色が変わって火が通ってきたら、②を加えて水分が出るまで炒める。
❾トマトの形がなくなってきたら、ケチャップとコンソメを加えてまぜ合わせ、とろみが出てきたらソースの完成。
❿④がゆで上がったら湯切りしてから深鍋に戻し、オイルをかけてまぜ合わせる。
⓫皿に⑩を盛り付けて、出来上がった⑨のソースをかけ、お好みでパセリをトッピングして出来上がり。

主食 3 サッパリ塩焼きそば

【材料】 2人分
コンニャク麺 2袋　　ニンニク 1片
ニンジン 1/2本　　キャベツ 80グラム
豚バラ肉 200グラム
ラード 10グラム+5グラム
自然塩 小さじ1
化学調味料無添加顆粒《かりゅう》ガラスープ 小さじ2
レモン汁 小さじ2（1皿に小さじ1ずつ）
白炒りゴマ お好み量

【作り方】
❶ざるの中にコンニャク麺を入れ、軽く水洗いしてしっかりと水を切る。
❷ニンニクを包丁でみじん切りにする。
❸ニンジン、キャベツは食べやすい大きさに切る。
❹中火のフライパンで豚バラ肉を焼き、火が通ったら、麺も入る大きめのボウルに入れる。
❺ラード10グラムを④のフライパンに加え、①を中火で5分ほど炒めて水分を飛ばしていく。このとき麺はあまりさわらないこと。
❻麺がしっかりとしてきたら、④のボウルに入れて軽くまぜて合わせる。
❼フライパンに残りのラード5グラムと②を入れて軽く炒め、③のニンジンとキャベツを順に加えて炒める。
❽野菜に火が通ったら⑥をフライパンに戻し、麺が切れないよう具材とまぜ合わせる程度にやさしく炒める。
❾麺と具がまざってきたら、自然塩と顆粒のままのガラスープを広げるように入れ、味をなじませるようにやさしくまぜ合わせて火を止める。
❿皿に均等に分けてから、レモン汁を小さじ1杯ずつかけ、白炒りゴマをかけて出来上がり。

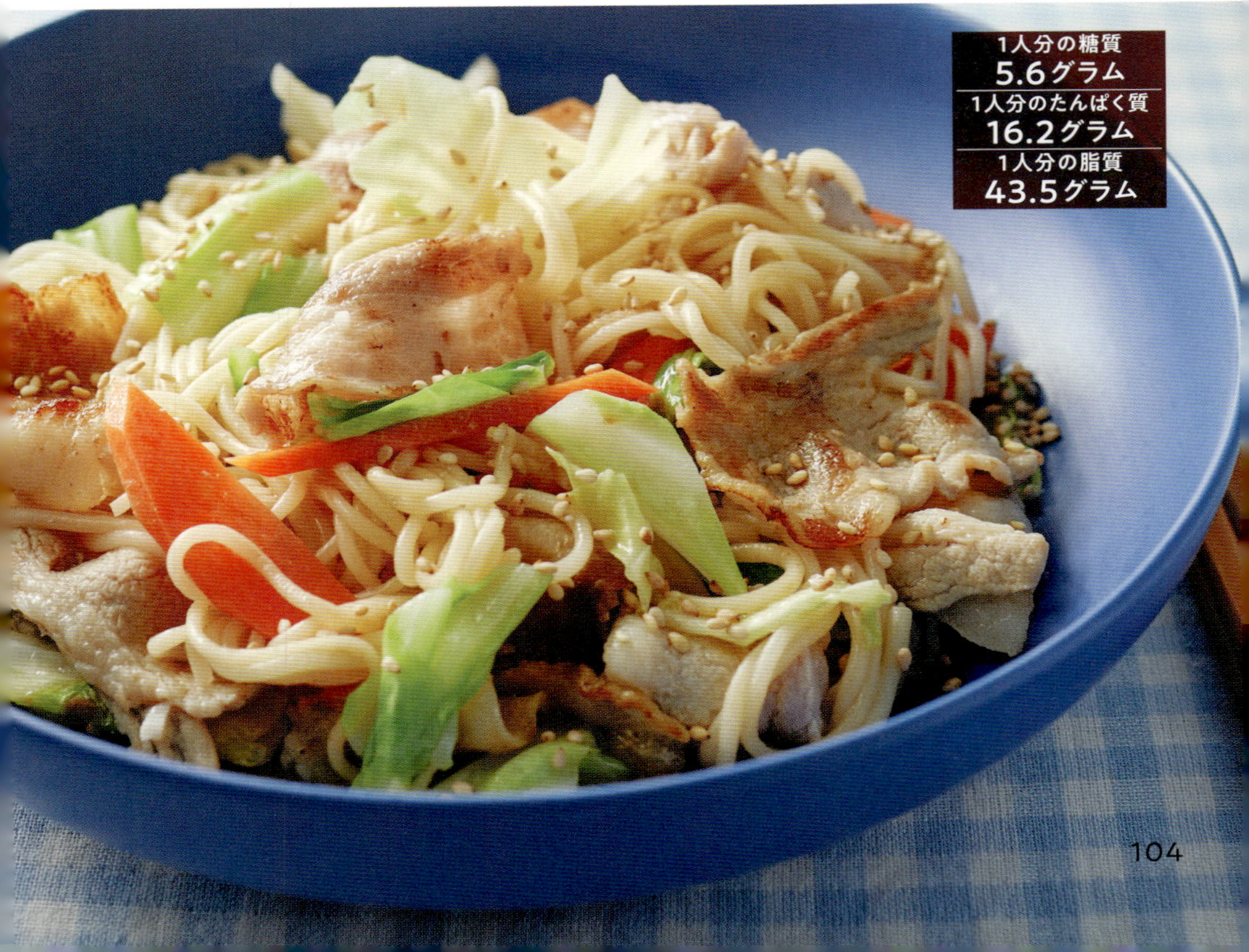

1人分の糖質
5.6グラム
1人分のたんぱく質
16.2グラム
1人分の脂質
43.5グラム

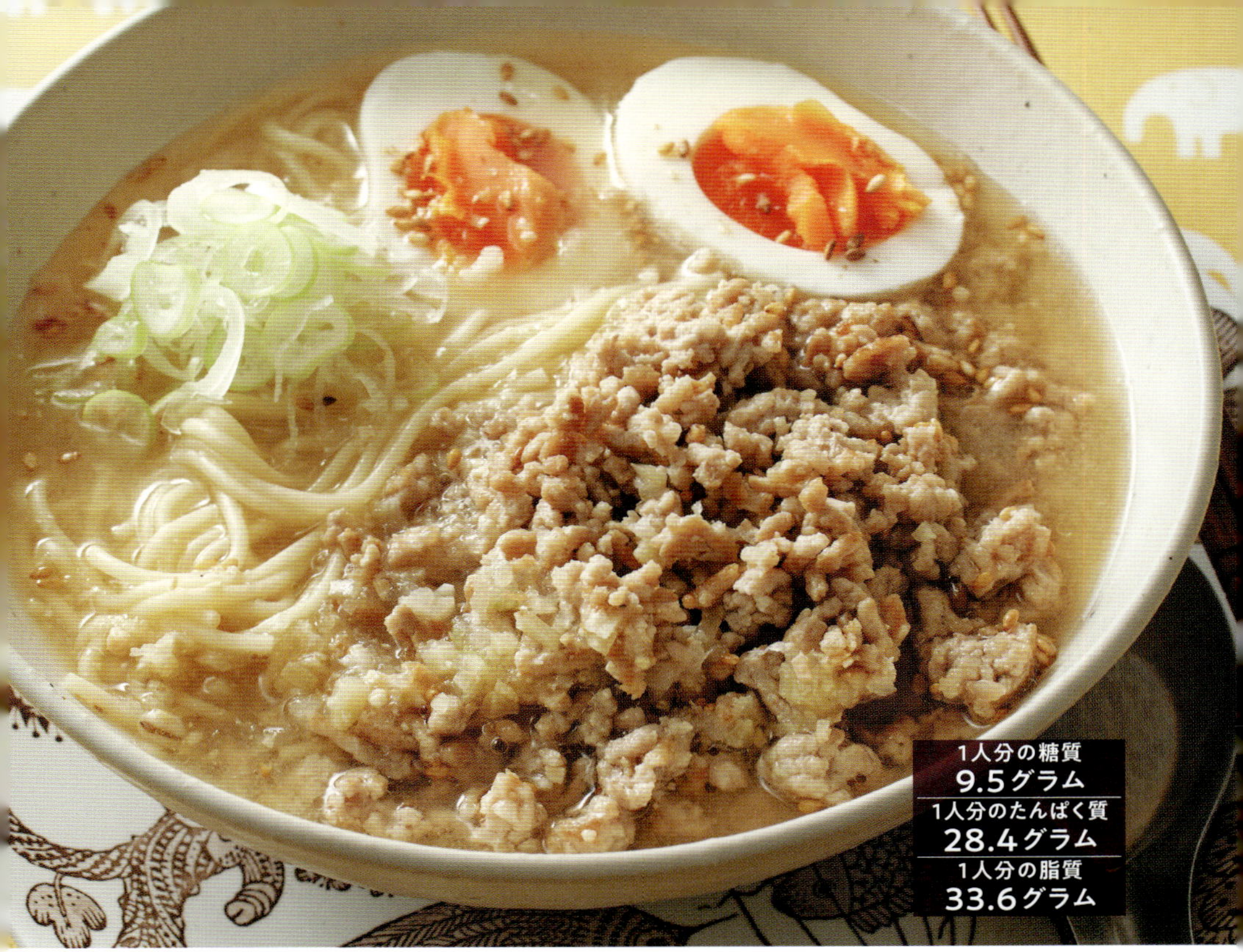
1人分の糖質
9.5グラム
1人分のたんぱく質
28.4グラム
1人分の脂質
33.6グラム

主食 4 肉たっぷりのみそラーメン

【材 料】 2人分

卵 2個　　豚ひき肉 200グラム
ネギ お好み量　　ショウガ 1/2片
ニンニク 1/2片　　タマネギ 1/4個
ラード 10グラム+5グラム　　コンニャク麺 2袋

A
- 水 700ミリリットル
- 合わせみそ 大さじ2.5
- 化学調味料無添加顆《か》粒《りゅう》ガラスープ 大さじ1
- 自然塩 少々　　コショウ 少々

白炒りゴマ 大さじ1

【作り方】

❶卵は沸騰したお湯で7～9分ゆで、殻をむいて包丁で半分に切る。
❷豚ひき肉は中火のフライパンで炒める。
❸ネギは包丁で小口切りにする。
❹ショウガとニンニクはみじん切りにする。
❺タマネギは縦方向（繊維の方向）に包丁を入れて1/4の大きさに切り、すりおろし器で先端部分からすりおろす。
❻ラード10グラムをフライパンに入れ、コンニャク麺を中火で5分ほど炒めて水分を飛ばしていく。このとき麺はあまりさわらないこと。
❼麺がしっかりとしてきたら、半分ずつラーメン鉢に入れる。
❽ラードの残り5グラムを鍋に入れ、④を弱めの中火で炒める。
❾香り立ってきたら火を止め、⑤を入れて軽くまぜ合わせる。
❿Aを⑨の鍋に加え、再び中火にかけ沸騰寸前で火を止める。
⓫⑦のラーメン鉢へ⑩のスープを半分ずつ入れ、①、②、③を盛り付け、白炒りゴマを振りかけて出来上がり。

主菜 1　ポークソテーのトマトソースかけ

【材 料】2人分
豚肉（ロースステーキ・カツ用）2枚
（150グラム×2枚）
自然塩・コショウ 少々
レモン汁 大さじ1/2　　トマト 1/2個
バター 7.5グラム（炒め用）+7.5グラム
（ソース用）
A
糖質オフケチャップ 大さじ1/2
無添加コンソメ 2つまみ
自然塩・コショウ 少々
パセリ（トッピング）適宜

【作り方】
❶まな板の上に豚肉を置き、両面に塩・コショウをしたら包丁の背で肉をたたいて伸ばす。
❷肉の両面をたたいたら、バットに移してレモン汁をかける。
❸トマトを2センチ角くらいの大きさにカットする。水分が出ないようにやさしく包丁を入れる。
❹中火で温めたフライパンに炒め用のバターを入れ、②の両面を焼く。
❺中まで火が通ったら、豚肉をフライパンから取り出し、食べやすい大きさに切ってから皿に盛り付ける。フライパンに肉の水分が出ている場合は、クッキングシートで軽くふき取っておくと、ソースが水っぽくならない。
❻ソース用のバターを中火のままのフライパンに入れ、Aの材料を上から順に加えて水分を飛ばす。
❼⑥がソース状になったら、③を加え、サッと炒めて、⑤の上にかけ、お好みでパセリをトッピングして出来上がり。

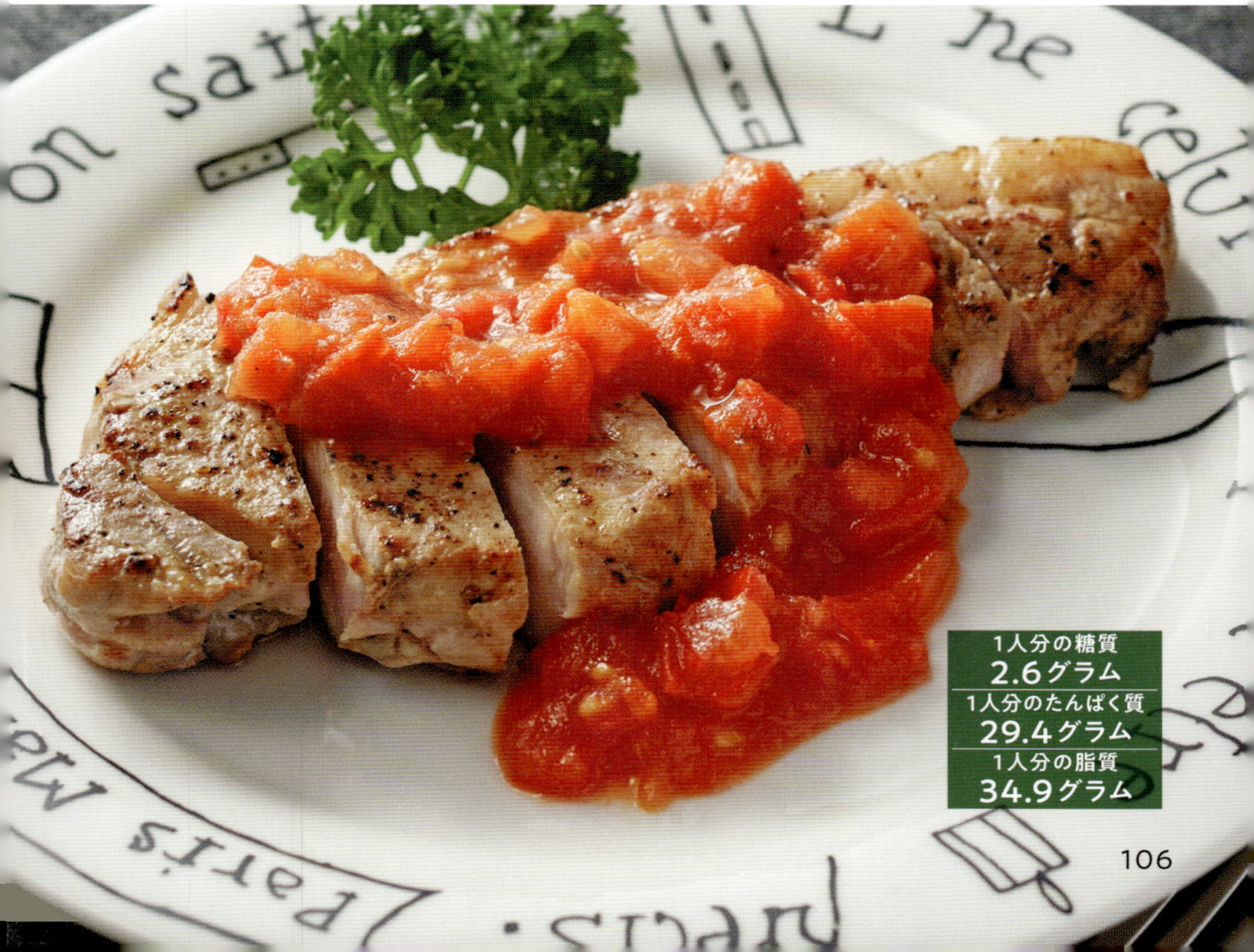

1人分の糖質
2.6グラム
1人分のたんぱく質
29.4グラム
1人分の脂質
34.9グラム

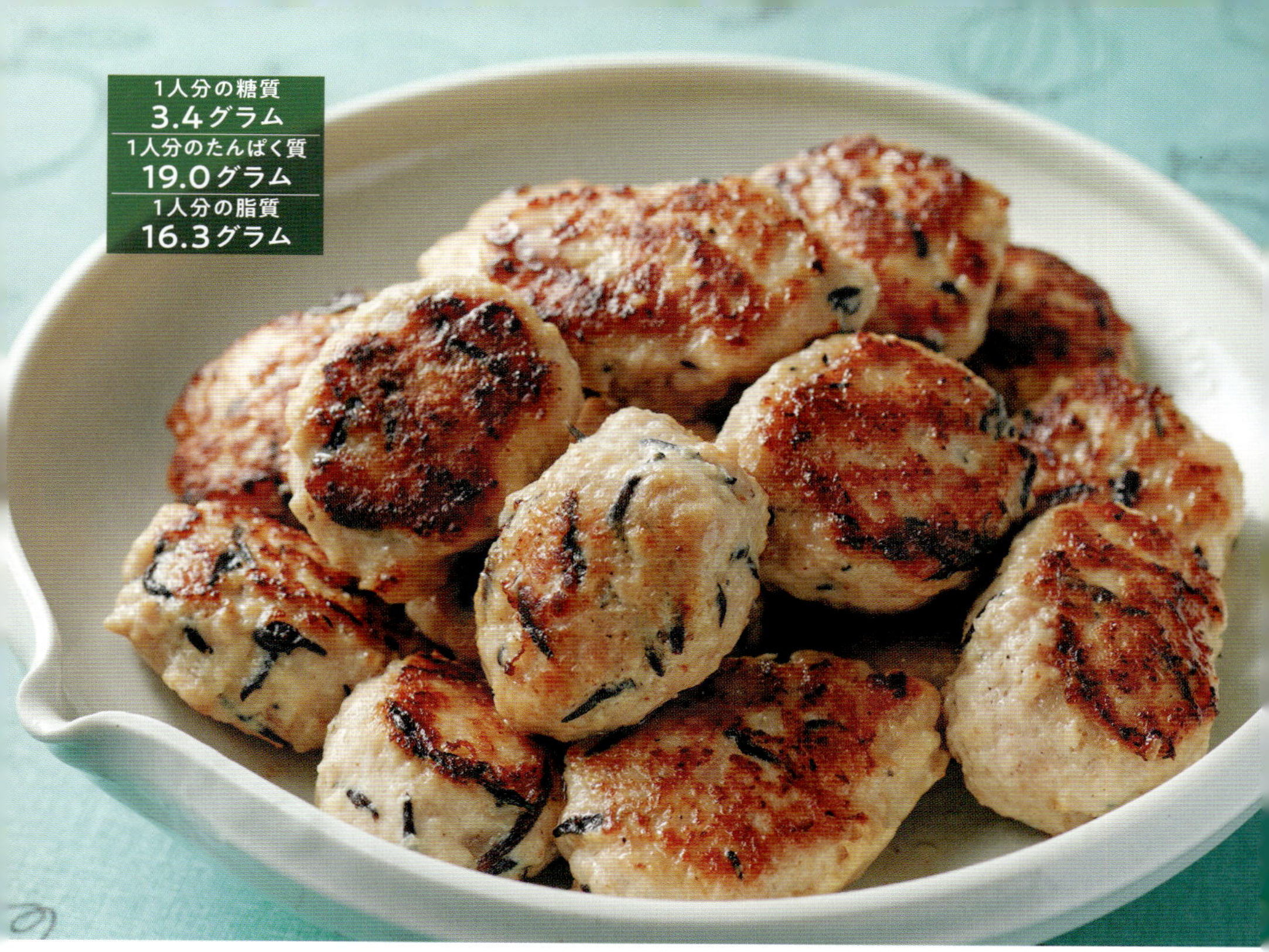
1人分の糖質
3.4グラム
1人分のたんぱく質
19.0グラム
1人分の脂質
16.3グラム

主 菜 2 つくねバーグ

【材 料】4人分

A
- 乾燥ヒジキ 大さじ1
- ショウガ 10グラム
- 卵 1個
- 鶏ももひき肉 400グラム
- 合わせみそ 大さじ1
- しょうゆ 大さじ1
- 酒（焼酎）大さじ1/2
- 自然塩 少々
- コショウ 少々
- カタクリ粉 大さじ1

ラード 2グラム

【作り方】

❶乾燥ヒジキはお湯で10分戻し、さっと水洗いして水けを切る。

❷ショウガは皮を薄くむき、繊維に対して垂直に円を描くようにしてすりおろす。

❸卵は溶《と》きほぐす。

❹ボウルの中にAの材料を入れて、手でよくまぜ合わる。

❺手に少し水をつけて④（タネ）を20等分にして丸め、ラードを敷いた中火のフライパンに入れていく。

❻⑤の両面を3 ～ 5分ずつ焼き、ふたをして弱火で2～3分ほど蒸《む》し焼きにして火を通して出来上がり。

主菜 3 スペイン風オムレツ

【材料】 内径20センチのフライパン・3人分

冷凍枝豆（ゆで）サヤ付き100グラム
（可食部約50グラム）
ニンニク 5グラム　　タマネギ 1/4個
無添加ブロックベーコン 70グラム
赤パプリカ大 1/4個
卵（M）6個（Lなら5個）
無塩バター 20グラム　　自然塩 少々

【作り方】

❶冷凍枝豆は解凍してサヤを取り、水切りする。
❷ニンニクはみじん切りに、タマネギは粗《あら》みじん切りに、ベーコンは1センチ角に切り、赤パプリカは縦1センチ幅にカットしてから、乱切りにする。
❸卵は大きめのボウルに割り入れ、菜ばしで溶《と》きほぐす。
❹中火のフライパンにバターを入れ、②のニンニクとタマネギを入れて菜ばしで炒める。
❺タマネギが半透明になってきたら、②のベーコンを加えてさらに炒める。
❻ベーコンから油が出てきたら、①の枝豆と②の赤パプリカを加えて油をからめる程度に軽く炒める。
❼⑥を③のボウルの中へ入れ、塩を加えて菜ばしで素早くまぜ合わせる。
❽弱めの中火のフライパンに⑦を戻し、すぐにふたをして8～10分ほど蒸《む》し焼きにする。卵のフチだけでなく、中心あたりまで火を通しておかないと、うまく卵を返せないので注意。
❾表面に火が通ってきたら、フライ返しでひっくり返し、ふたをせずに中火で3～5分ほど加熱する。
❿火が通ったらまな板に置き、包丁で6等分にカットして皿に盛り付けて出来上がり。

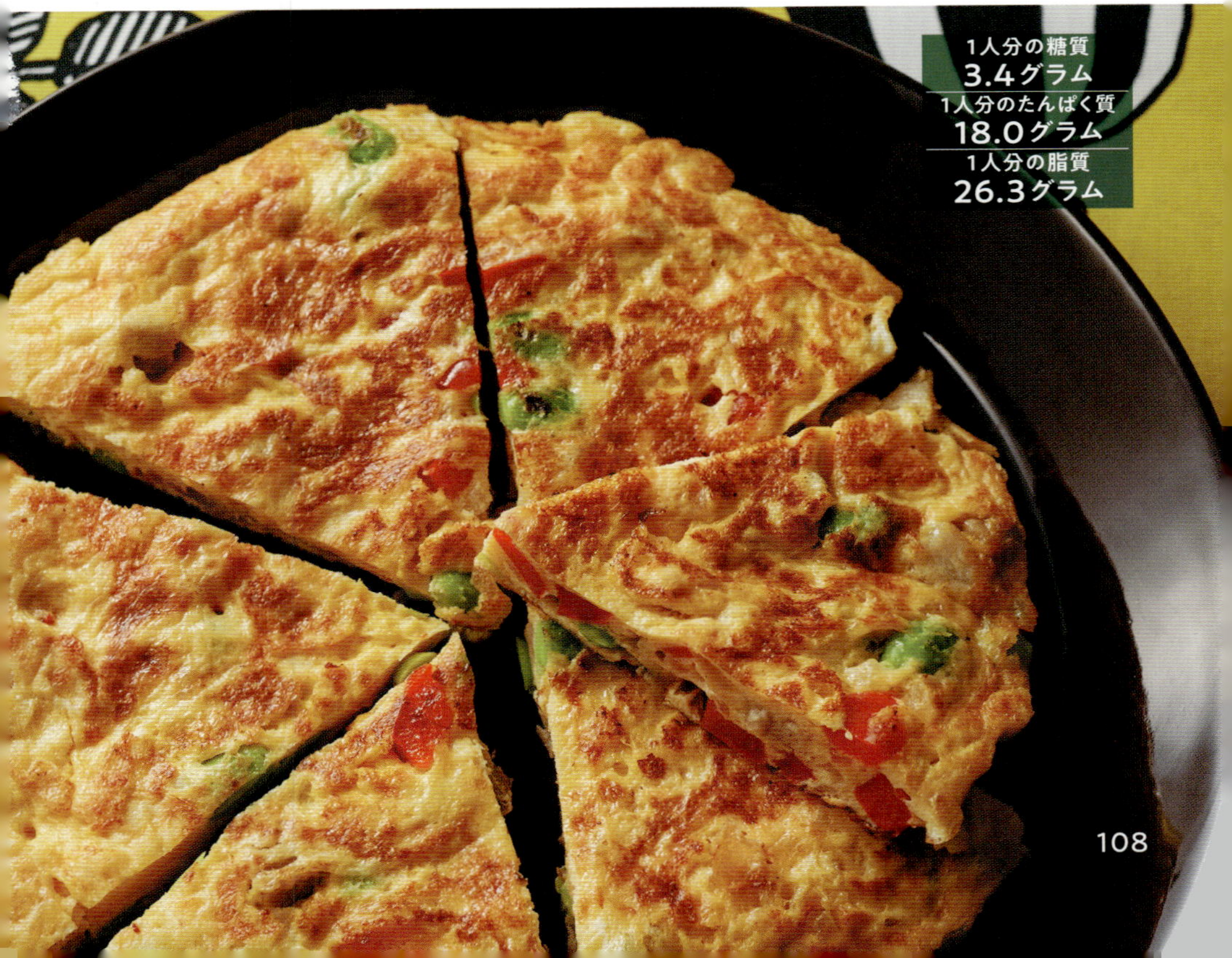
1人分の糖質
3.4グラム
1人分のたんぱく質
18.0グラム
1人分の脂質
26.3グラム

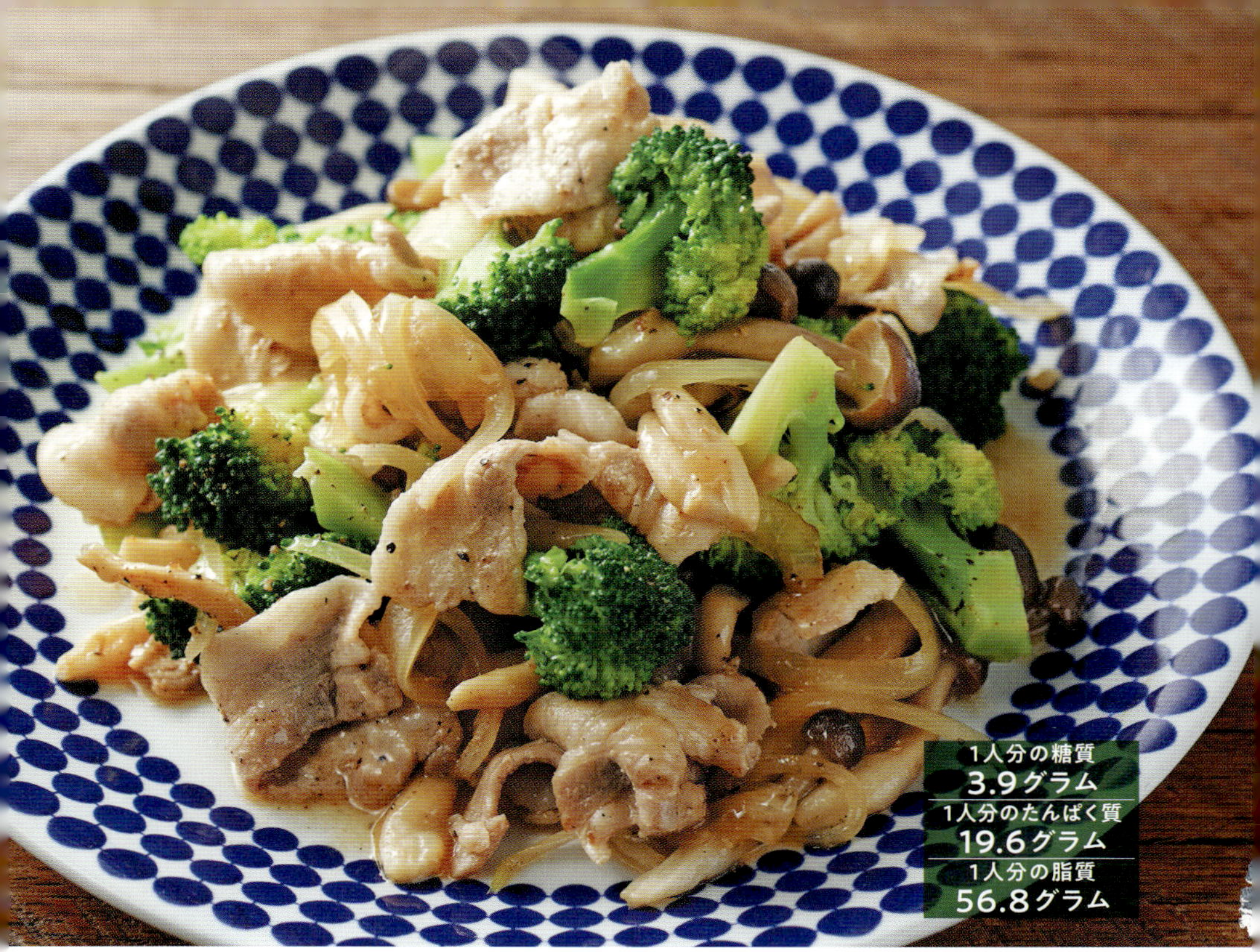
1人分の糖質
3.9グラム
1人分のたんぱく質
19.6グラム
1人分の脂質
56.8グラム

主 菜 4 ブロッコリーと豚肉のバターしょうゆ炒め

【材 料】 2人分

ブロッコリー 140グラム　　自然塩 少々
ニンニク 1/2片　　タマネギ 1/4個
薄切り豚バラ肉 200グラム
ブナシメジ 100グラム
無塩バター 50グラム
A
しょうゆ 大さじ1/2
自然塩 少々
粗挽《あらび》き黒コショウ 適量

【作り方】

❶ブロッコリー（花蕾《からい》）は食べやすい大きさにカットして耐熱容器に入れ、塩を振って軽くラップをかけ、電子レンジで1～2分加熱する。
❷ニンニクはみじん切り、タマネギは薄切り、豚バラ肉とブナシメジは包丁で食べやすい大きさに切る。
❸フライパンにバターを入れて溶《と》かし、②のニンニクを入れて弱火で炒める。
❹香りが立ったら、②のタマネギを加えて中火で炒める。
❺タマネギに火が通ったら、②の豚バラ肉、ブナシメジの順に加え、そのつど火を通していく。
❻①を加えて軽くまぜ、Aで味付けして、まぜ合わせれば出来上がり。

おやつ 1 パンナコッタ

【材 料】 150ミリリットル耐熱容器×2個分

A
- 生クリーム 120グラム
- 無糖ヨーグルト 80グラム
- 顆粒《かりゅう》天然甘味料 15グラム

粉ゼラチン（ふやかさないタイプ）2グラム
お湯 大さじ1

【作り方】

❶耐熱容器にお湯をいっぱいに入れて温めておく。

❷鍋にAを入れ、泡立て器で静かにまぜながら中火にかける。

❸80℃以上になったら火を止める。

❹①の耐熱容器のお湯を捨て、容器の中で粉ゼラチンをお湯で溶《と》いてから鍋に入れ、素早く静かにまぜ合わせる。

❺①とは別の150ミリリットルの耐熱容器に④を均等に流し入れ、粗熱《あらねつ》が取れたら冷蔵庫で1～2時間冷やし固めて出来上がり。

※代謝されない甘味料は糖質に含みません。

1人分の糖質
3.8グラム
1人分のたんぱく質
3.6グラム
1人分の脂質
28.2グラム

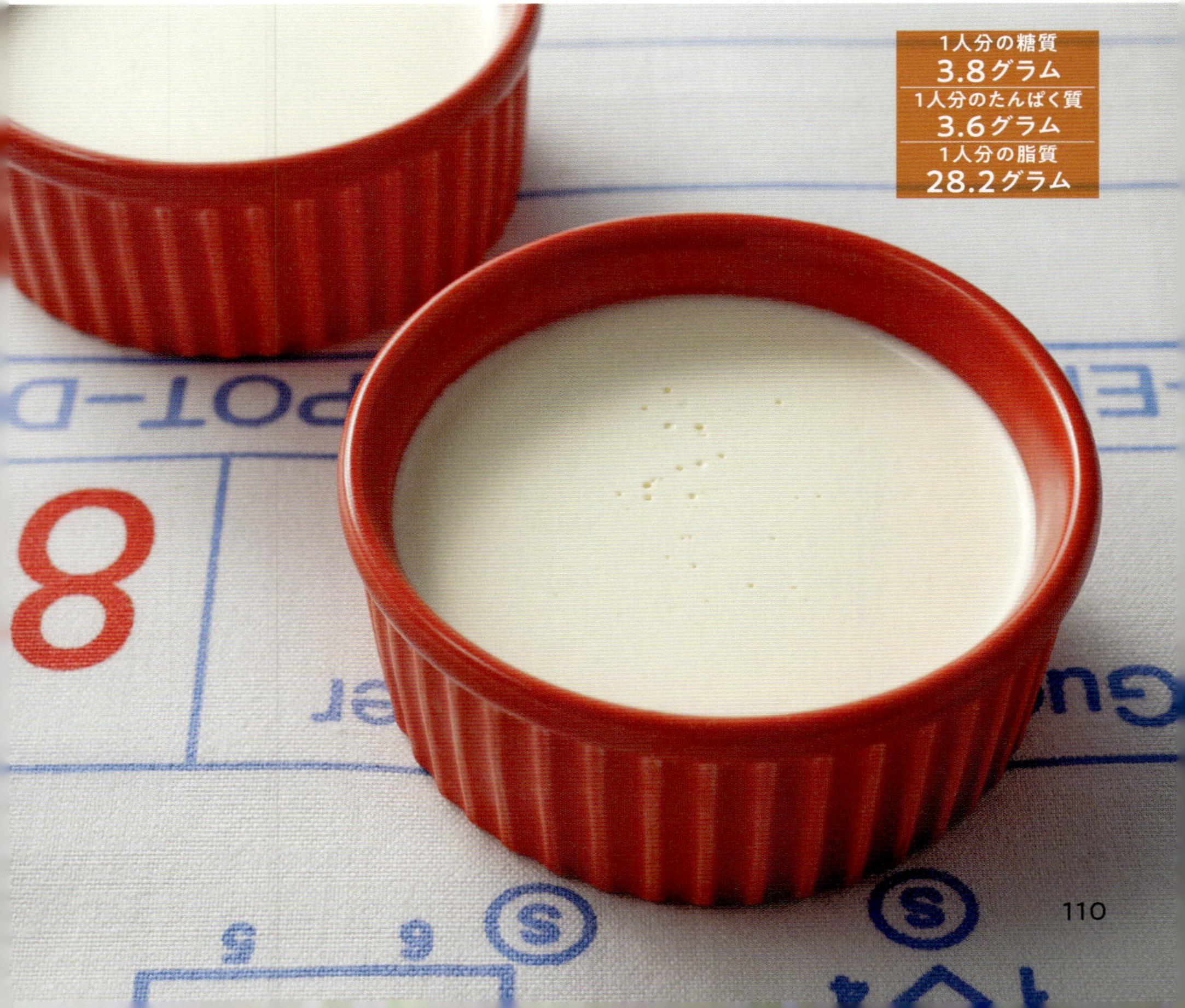

1人分の糖質
0.9グラム
1人分のたんぱく質
0.9グラム
1人分の脂質
13.6グラム

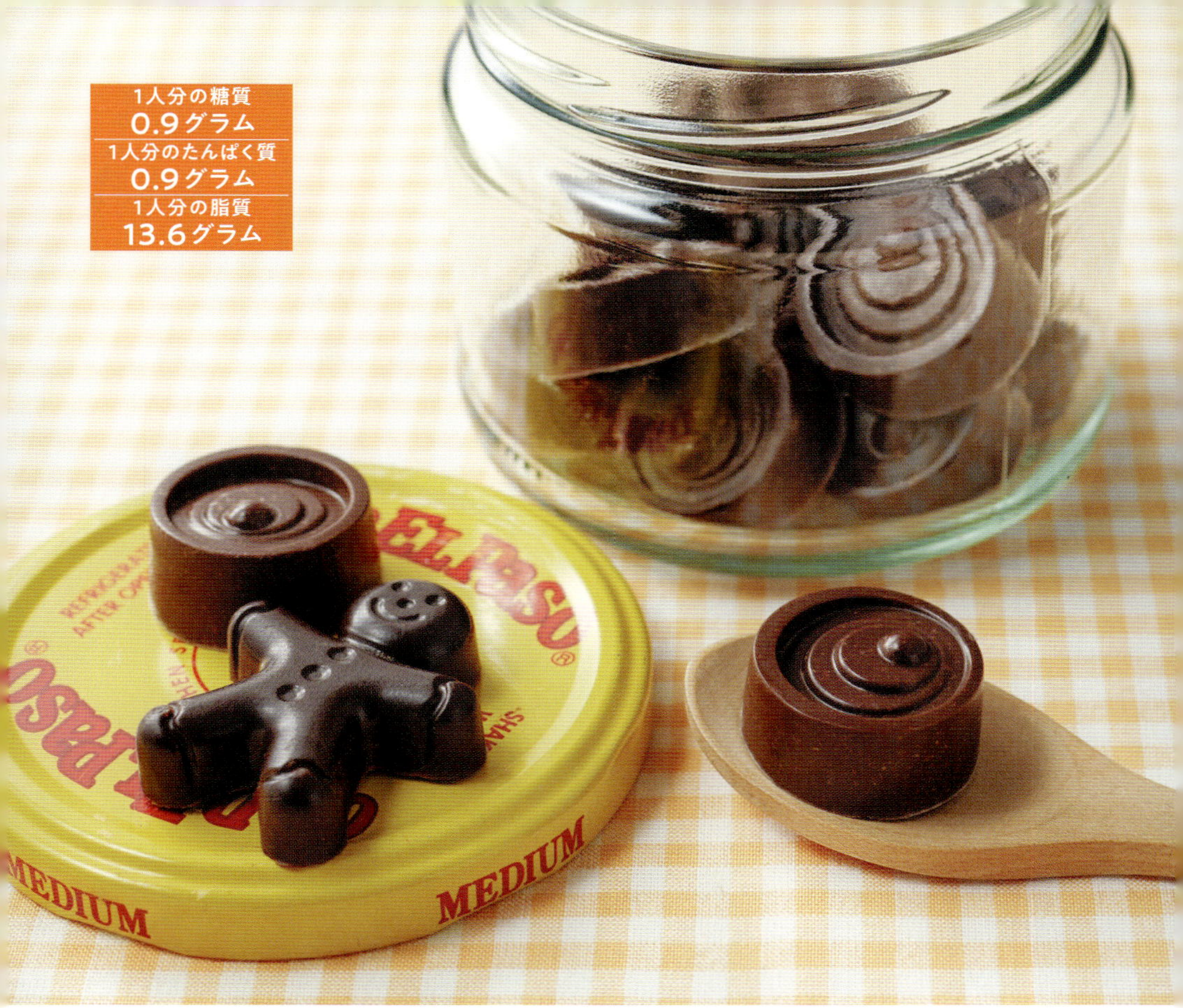

おやつ 2 ココナッツオイルチョコ

【材 料】 およそ4人分
ココナッツオイル 50グラム
液状天然甘味料 25グラム
ココアパウダー（無糖）20グラム

【作り方】
❶ココナッツオイルを湯煎《ゆせん》にかけて溶《と》かす。
❷溶けたら湯煎からはずし、液状天然甘味料を少しずつ加えながら、そのつど小さな泡立て器でよくまぜて乳化させる。
❸②に茶こしでふるったココアパウダーを加え、なめらかになるまでまぜる。
❹ムラなくまざったら、計量カップに移し替えて、チョコレート型へ流し入れて冷ます。
❺冷蔵庫で2～3時間ほど冷やし、固まったら型から取り出して出来上がり。

※代謝されない甘味料は糖質に含みません。

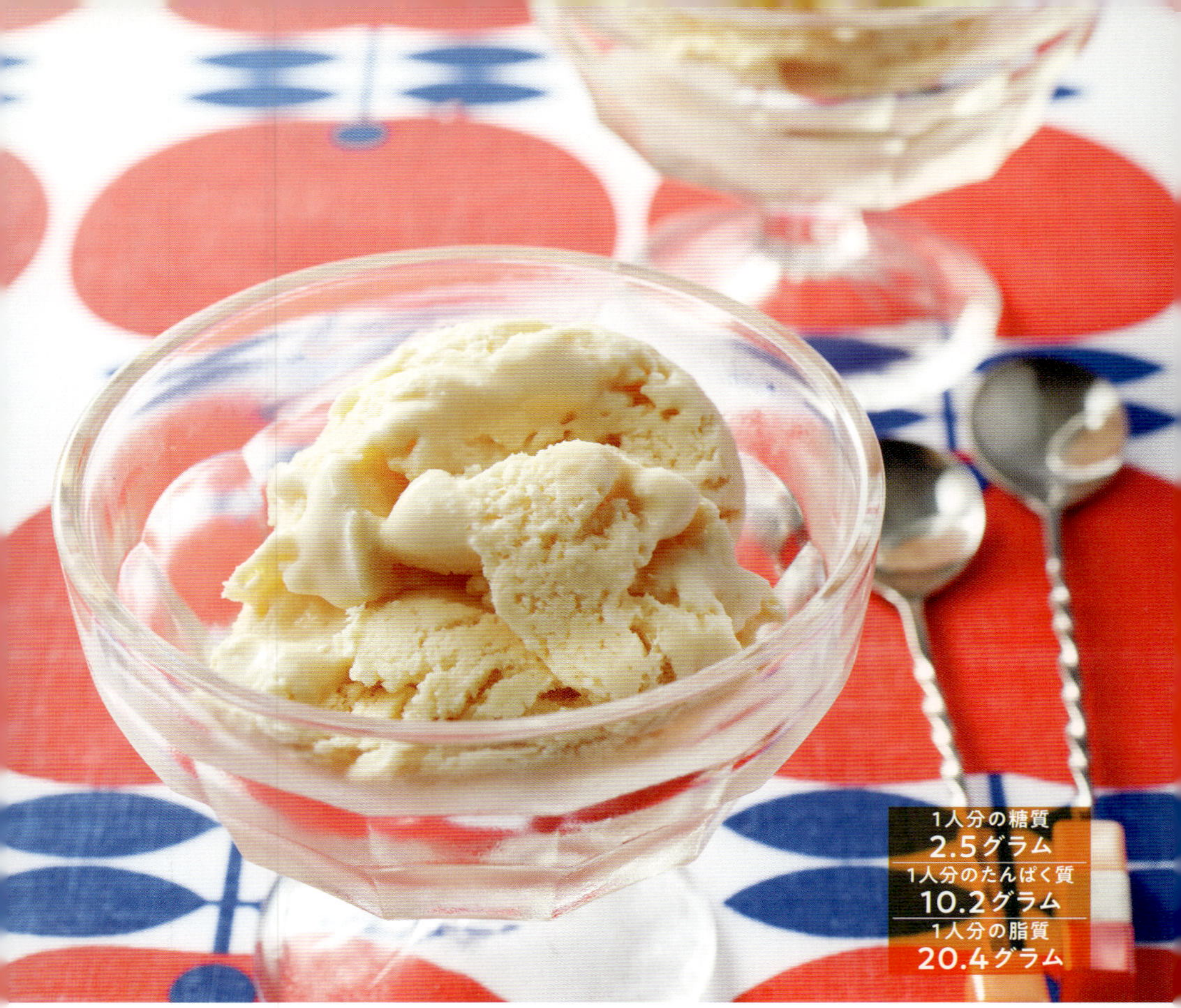
1人分の糖質
2.5グラム
1人分のたんぱく質
10.2グラム
1人分の脂質
20.4グラム

おやつ 3 プロテインアイス

【材 料】

約27センチ×21センチ容器
=18取バット×1個分

A
- 無糖ヨーグルト 60グラム
- ホエイプロテイン 30グラム
- 液状天然甘味料 10グラム

卵（M・新鮮なもの）2個
自然塩 少々
生クリーム（動物性）150グラム
顆粒《かりゅう》天然甘味料 10グラム

【作り方】

❶ボウル（4個）やハンドミキサーの刃をきれいに洗ってから乾燥させる。
❷大きめのボウルにAを入れ、泡立て器でムラなくまぜ合わせる。
❸別のボウルに卵を割り入れ、塩を加えて、ハンドミキサーで白っぽくモッタリするまで泡立てる。
❹③とは別のボウルに生クリームと顆粒天然甘味料を入れ、氷水で冷やしながらハンドミキサーでホイップする。
❺残りのボウルに②、③、④を順に加えていき、ゴムベラで切るようにまぜ合わせる。
❻ムラなくまざったら、容器（バット）に流し入れてラップをかけ、冷凍庫で2～3時間冷やして出来上がり。

※代謝されない甘味料は糖質に含みません。

第4章

子供の発達障害を食事で改善させた体験者の手記

自閉スペクトラム症の長男のIQが72から102にアップし体力がついて友達との交流も問題がなくなった

高萩《たかはぎ》きずな（仮名）　パート保育士・43歳

4人の子供全員に発達障害の傾向あり

私には、22歳の長女、16歳の長男、14歳の次女、11歳の三女の合計4人の子供がいます。最初に発達障害であることがわかったのは、長男でした。

長男が3歳のとき、通っていた保育園に、画面にタッチすると魚が反応する大型パネルが設置されました。そして、そのパネルに対して尋常ではないほど熱中する姿に違和感を覚えたのがきっかけでした。「帰るよ」と声をかけても、その画面に夢中で、私の声がまったく耳に入っていないのです。30分くらいたってもまだ動かない息子の様子を見て、保育園の先生が「保育園に月1回、巡回に来ている療育《りょういく》（障害を持つ子供が社会的に自立することを目的として行われる医療と保育）の先生に相談してみますか？」と声をかけてくださいました。

療育の先生からは、「自閉症《じへいしょう》の傾向がある」といわれました。当時の私は、発達障害というと多動のイメージしか持っていなかったので、「自閉症」と聞いたときはショックでした。字面から想像すると、「自分で閉じこもる」＝「人とかかわりが持てない」ということでしょうか。しかし、長男はとくに女性に対する愛想はよかったので、人とかかわりが持てないというのは少し違うようにも思いました。

その後わかってきたのは、手のひらをヒラヒラさせたりするのも、自閉症特有の症状だということです。確かに、長男にもその兆候《ちょうこう》は見られました。ヒラヒラ動くものや、クルクル回るものを見るのも好きで、ティッシュペーパーをバーッと引き出したり、ミニカーで遊ぶときもずっと横からタイヤが回るのをながめていたりしました。

小学校に入学するとき、改めて子供専門の精神科がある病院で発達障害の検査を受けたところ、やはり「自閉スペクトラム症（ＡＳＤ＝Autism Spectrum Disorder ※当時は広汎性《こうはんせい》発達障害）」と診断されました。ＩＱも72と低めだったため、小学校では支援学級の知的クラスに入りました。

自分の世界をかたくなに守るため、友達に誘われても「僕は行かない」と平気で断ってしまうなど、学校に通い始めてからは人との交流もむずかしくなっていったように思います。

長男の様子がおかしいと気づいたころ、もしかしたら長女もそうかもしれないと思い、児童相談所へ行ったのは、長女が小学3年生の3学期です。そのときは発達障害とはいわれず、「様子を見ましょう」という判断でした。しかし、中学校に上がるときには、精神科の医師によって「アスペルガー症候群《しょうこうぐん》」と診断されました。長女は友達とケンカをして帰ってきたり、いやなことがあったりすると、家で暴れて壁に穴をあけたり、ガラスを割ったりしたこともあったため、どちらかというと衝動性が強い「注意欠如・多動性障害（ＡＤＨＤ＝Attention-deficit hyperactivity disorder)」に近かったようです。医師から薬を処方されたこともあり、そのときは「衝動性を抑える薬」という説明を受けました。しかし、長女はいやがって、薬はほとんど飲みませんでした。

長男の次に生まれた娘2人も、次女は軽度の知的発達障害と診断。三女は診断を受けていないものの、「自閉症の傾向がある」といわれています。とくに三女は特殊で、高度な知的能力と発達障害を併せ持った「ギフテッド2Ｅ」です。具体的には、情報をため込む「知的推理能力」は天才レベルなのに、その情報を処理する能力が低いのです。加えて、自分の中で処理できないことがあるとパニックを起こして固まり、いっさいしゃべらなくなる「場面緘《ばめんかん》黙《もく》」という症状もあります。

食事療法を実践できている長男は改善が顕著

SNS（ソーシャル・ネットワーキング・サービス）で、料理研究家のともだかずこさんが情報発信していた食事療法について知ったのは、長男が中学3年生のときでした。そこで得た情報によると、母親のたんぱく質・鉄分不足が子供の発達障害に関係している可能性が高く、たんぱく質・鉄分不足の子供は糖質過多になっている傾向が強いとのことでした。

そういえば、母から聞いたところによると、私は2歳半のときに貧血で入院したことがあるそうです。ただし、それ以降は妊娠中を含め、貧血を指摘されたことはありません。

また、子供たちは比較的好ききらいなく何でも偏《かたよ》りなく食べるのですが、次女は食べ物への執着が強く、甘いお菓子やパンなどの炭水化物が大好きです。一度、次女が長女の部屋にあったチョコレートなどのお菓子を盗み食いしたあと、部屋中に絵の具をぬりたくったことがありました。いま思うと、これは食後に血糖値が急上昇し、その後急降下する「血糖値スパイク」による異常行動だったのかもしれません。

食事療法の情報を得て、栄養が足りていないのであれば、足せばなんとかなるのかもしれないと思った私は、早速子供たちに鉄のサプリメント（栄養補助食品）を飲むようすすめました。しかし、まじめに飲むのは長男だけで、娘3人はいやがってあまり飲んでくれません。

食事は、炭水化物をへらし、肉・卵・納豆などのたんぱく質をなるべく食べさせるように意識しました。そのかいがあって、次女と三女は、夜はおかずだけで満足し、ごはん（白米）はほとんど食べなくなりました。とはいえ、次女は週に1回、自宅の近くに売りにくるパン屋で、相変わらず甘いパンを買って食べています。長女と長男はごはんを食べていますが、以前より量は少なくなりました。なお、お菓子は家に置かないようにしています。

サプリメントを中心とした食事療法を始めて約1年がたった現在、効果を最も実感しているのは、やはりいちばんまじめに取り組んでいる長男です。

学校のテストで、目標を決めたらその点数をクリアできるようになり、学力が伸びてきたことが感じられました。高校入学前の検査では、小学1年生のとき72だったＩＱが１０２になっていました。

ヒラヒラしたものやクルクル回るものへの執着も、私が見る限りほとんどありません。そのため、まわりの声が耳に入らないということもなくなりました。さらに、長男は聴覚過敏《ちょうかくかびん》

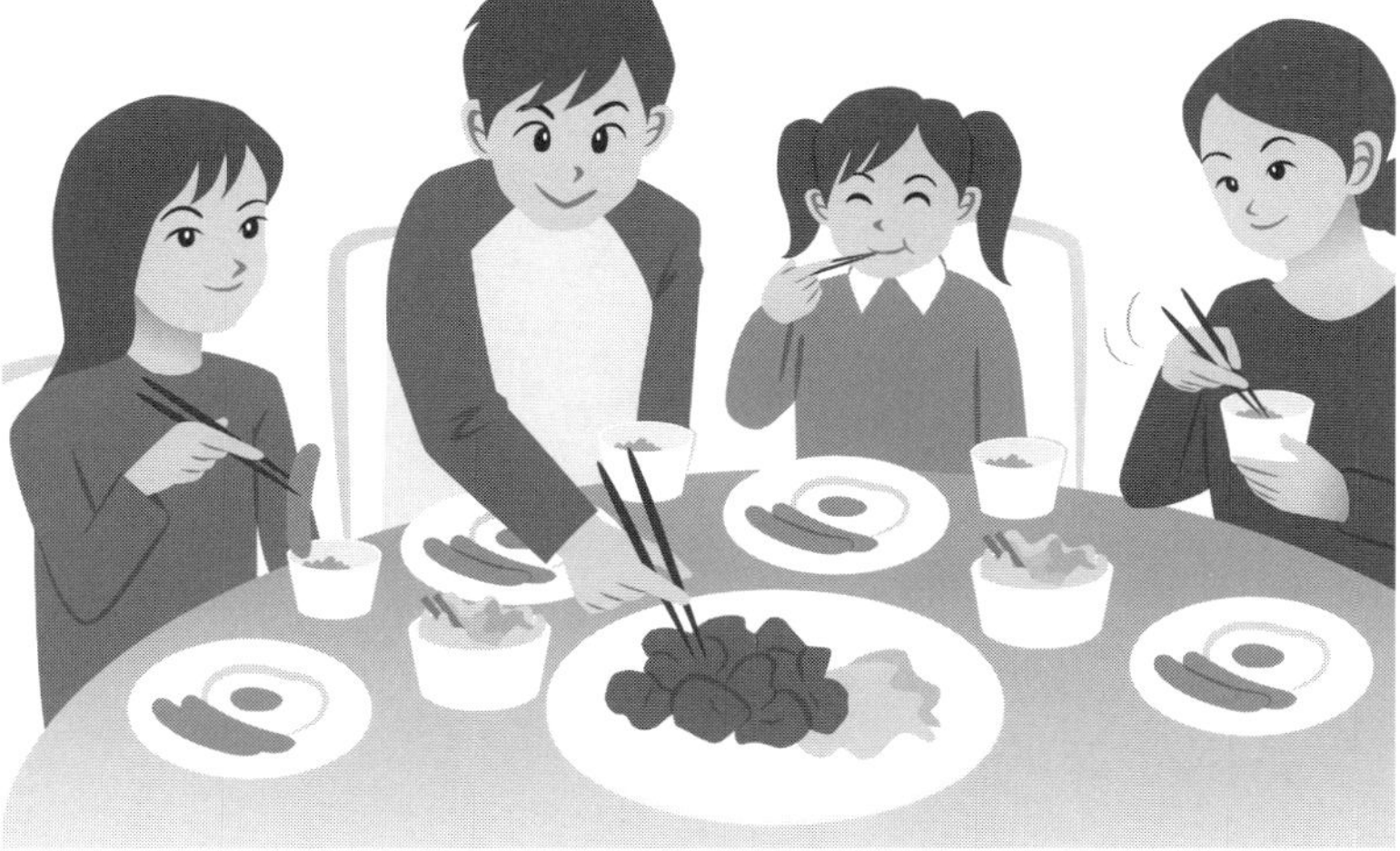

肉・卵・納豆などを食べさせせることを意識した

があり、雷など大きな音が鳴ると耳を押さえて縮こまっていましたが、最近は本人が「雷がなっても平気になった」といいます。

高校に入学してすぐの健康診断では、実は貧血を指摘されています。中学3年生のときから鉄のサプリメントは飲んでいたのですが、体がすごい勢いで成長したため、鉄の量が追いつかなかったのでしょう。赤血球《せっけっきゅう》の平均容積を表すＭＣＶ値が66・６flと異常に低く（基準値は80～１００fl）、赤血球の色素濃度を表すヘモグロビン値は10・７g／dlしかありませんでした（男性の基準値は13・０～16・６g／dl）。そこで、病院で鉄剤を処方してもらい、鉄分の吸収によいと聞いてホエイプロテイン（乳清《にゅうせい》のたんぱく質を主成分とする主に粉状の食品）も飲み始めました。おかげで、その2ヵ月後には、MCV値が83・5fl、ヘモグロビン値が16g／dlまで上がり、貧血は改善しました。

それ以降は、私が購入した鉄のサプリメントや、鉄分が多いと聞いた「サジー」というグミ科の果物を野菜ジュースで割って飲み、プロテインも継続しています。

貧血が改善してからは、長男は疲れにくくなったようです。以前は友達に誘われても断ったり、途中で帰ってきたりしていたのが、体力がついたからなのか、いまでは「まだ帰ってこない」と思うくらい、みんなといっしょに遊べているようです。

改めて考えてみると、小学生のとき、天気が悪いと朝起きられなかったり、テストがあった日は疲れきって、翌日に学校に行けなかったりしたのも、やはり貧血のせいだったのかもしれません。

長女は一度だけ、体内に鉄分を蓄えるたんぱく質の量を表すフェリチン値を検査したことがあり、そのときの数値は27ng／mlでした（女性の基準値は5～157ng／ml）。三女も初潮を迎えてから不安定になり、朝起きられないことが目立つようになったので、やはりみんな鉄分は足りていないのだと思います。

長男に比べると、娘3人はあまり食事療法をきちんと実践できていないため、まだ効果といえることは実感できていません。それでも、三女は場面緘黙の症状が出ることは少なくなりました。現在は、飲みやすいサプリメントなどを探して、試行錯誤しているところです。

藤川徳美先生のコメント

ご長男のMCV値が66・6flというのは、私も見たことのないほど低い数値です。MCV値が低いのは、鉄分が不足している証拠です。フェリチン値は測っていないようですが、おそらく体内の貯蔵鉄は空っぽに近い状態だったのではないでしょうか。

たんぱく質が足りていないと、栄養はきちんと吸収できません。プロテインを飲み始めたことで、鉄分も吸収されるようになり、貧血が改善して、体力もついてきたのだと思います。

サプリメントをあまり飲んでくれないという3人の娘さんたちも、まずはたんぱく質をしっかり摂取《せっしゅ》することをおすすめします。次女のかたが甘いパンをやめられないというのも、たんぱく質・鉄分不足が原因です。長年の低たんぱく・糖質過多の食生活をいきなり変えるのはなかなかむずかしいものですが、そこは時間をかけて徐々に変えていくしかないでしょう。

注意欠陥・多動性障害の息子の問題行動がへって薬が不要になり私の不安定だった精神状態も安定した

中垣《なかがき》涼《りょう》子《こ》（仮名）　パート・45歳

手のつけられない息子に私自身の心も不安定になった

息子が発達障害の一つである「注意欠陥・多動性障害（ＡＤＨＤ＝Attention-deficit hyperactivity disorder）」と診断されたのは、小学1年生の冬です。保育園のころから、指示行動ができなかったり、かんしゃくを起こしやすかったりしたことが気になって検査を受けたのですが、そのときは「問題ない」といわれました。ところが、小学校に入学すると、思ったらすぐに発言する、先生の注意が聞けない、イスにじっと座っていられず立ち歩くといった行動が目立つようになりました。学校の先生から指摘され、家の近くの病院でもう一度検査を受けたところ、ＡＤＨＤと診断されたのです。

診断を受けたときは、「やっぱりそうだったのか」と思いつつも、「自分の子は普通じゃないんだ」とショックを受けました。「信じたくない」「何かの間違いであってほしい」と否定的な思いばかりが浮かび、現実をなかなか受け入れられませんでした。

病院では、ADHDの子供に対する接し方や、環境を整えるアドバイスをしてもらった以外には、これといった治療法を示されることはありませんでした。

その一方で、息子の症状は日に日に悪化し、困り感はどんどん増していきました。欲しいものがあるとがまんができず、店の中で寝ころがって帰ろうとしません。なんとか車に乗せても、延々と泣き続けます。相変わらず注意が聞けずに同じことをくり返し、指示も通りませんでした。そのうち、興奮すると手がつけられなくなっていきました。

小学2年生の冬になり、改めて医師に相談すると、薬の服用をすすめられました。最初に処方されたコンサータという薬は、確かに動きは少なくなったのですが、無理やり抑えつけられている感じがして、子供らしさを失ったわが子をつらい気持ちで見ていました。途中からカプセルが飲めなくなり、ストラテラという液体の薬に変えてもらいましたが、それはあまり効果が感じられませんでした。それでも、ストラテラはしばらく飲み続けました。

藤川徳美《ふじかわとくみ》先生が院長を務める「ふじかわ心療内科クリニック」へ息子を連れていったのは、

小学４年生の11月です。実は、藤川先生には、その2年ぐらい前から、私自身がお世話になっていました。

息子の対応に手を焼き、仕事や家事をしながら、当時３歳だった長女の世話をしていた私は、そのころ、心身ともにいっぱいいっぱいになっていました。息子のことでは「私の育て方が悪いのだろうか」と思い悩み、眠れなかったり、頭痛がしたり、仕事をしていても涙が出てきたりするようになったのです。毎日イライラしていて、ひどいときは「いい加減にしなさい！」と息子を脅《おど》かすつもりで包丁を向けたこともありました。そんな自分が怖くなり、「このままだと私がおかしくなってしまう」と思い、近くの心療内科をインターネットで検索して出てきたのが、ふじかわ心療内科クリニックだったのです。

藤川先生のクリニックで、体内に鉄分を蓄えるたんぱく質の量を表すフェリチン値を測ってもらったところ、８ng／mlでした（女性の基準値は5～157ng／ml）。それまで、赤血《せっけつ》球《きゅう》の色素濃度を表すヘモグロビン値は常に12～13g／dlあり（女性の基準値は11・4～14・6g／dl）、貧血を指摘されたことはありませんでした。しかし、藤川先生に貧血を指摘され、鉄分不足の症状を教えてもらうと、立ちくらみやのどがふさがった感じ、息苦しさなど、思い当たることがたくさんありました。そして、藤川先生からは鉄剤と抗うつ剤を処方していただき、糖質を控えて動物性たんぱく質を多くとる食事をすすめられたのです。

ただ、もともと好ききらいが多く、忙しいときに手軽に食べられるパンや麺類、市販の甘いミルクティーが大好きだった私は、鉄剤は飲んだものの、栄養療法にはあまり熱心に取り組みませんでした。そのため、精神的な症状も、よくなったり悪くなったりをくり返していました。

そんな折、藤川先生が『うつ・パニックは「鉄」不足が原因だった』（光文社新書）という本を出版されました。それを読んで、私は改めてことの重大さを感じ、いよいよ本気で食事を変えることを決意しました。２０１７年10月のことです。

さらに、藤川先生がＳＮＳ（ソーシャル・ネットワーキング・サービス）で、料理研究家のともだかずこさんのお子さんの症例を投稿していたのを見て、「発達障害も改善するんだ」と思った私は、11月に息子をふじかわ心療内科クリニックへ連れていきました。そのとき測ってもらった息子のフェリチン値は46ng／mlでした（小児の基準値は１００～３００ng／ml）。藤川先生によると、男の子でフェリチン値が50ng／ml以下というのは、重篤《じゅうとく》な鉄分不足だそうです。

それからは、息子も鉄のサプリメント（栄養補助食品）を飲み始め、食事は必然的に家族みんなが高たんぱく・低糖質を実践するようになりました。

絵を描いて説明したら息子も食事療法に納得

たんぱく質は、最低でも家族それぞれの体重の1000分の1ずつ摂取《せっしゅ》するよう、意識して食事を作っています。朝は、大人は卵2個、子供は卵1個を目玉焼きなどにして、ハムやウインナーをつけることもあります。昼は、子供は給食を普通に食べます。夜は豚肉や鶏肉のおかずを中心に、水で溶《と》いたホエイプロテイン（乳清《にゅうせい》のたんぱく質を主成分とする主に粉状の食品）を飲んでいます。

それまで毎朝食べていたパンはやめて、夜のごはん（白米）は欲しいといったときだけ出すようにしました。息子はもともと食が細いので、食べたとしても少量です。

牛乳はやめて、ジュースは500ミリリットルから350ミリリットル、250ミリリットルと徐々に小さいものを購入し、最終的には家ではお茶しか飲まなくなりました。

調理油はラードに替えました。それまで何も考えずに与えていたアメ、ガム、チョコレート、アイスクリーム、スナック菓子などのおやつは、焼きイモにしたり、ともだちさんのレシピを見て作った糖質オフのマフィンやスコーンに変えたりしました。

たんぱく質をとることの大切さや糖質をとることのデメリットを、子供にもわかりやすいように絵を描いて説明すると、息子は納得した様子で、食事やおやつの内容にも文句をいわず、鉄のサプリメントもがんばって飲んでくれました。そのかいあって、食べられる食事の量も徐々にふえていきました。

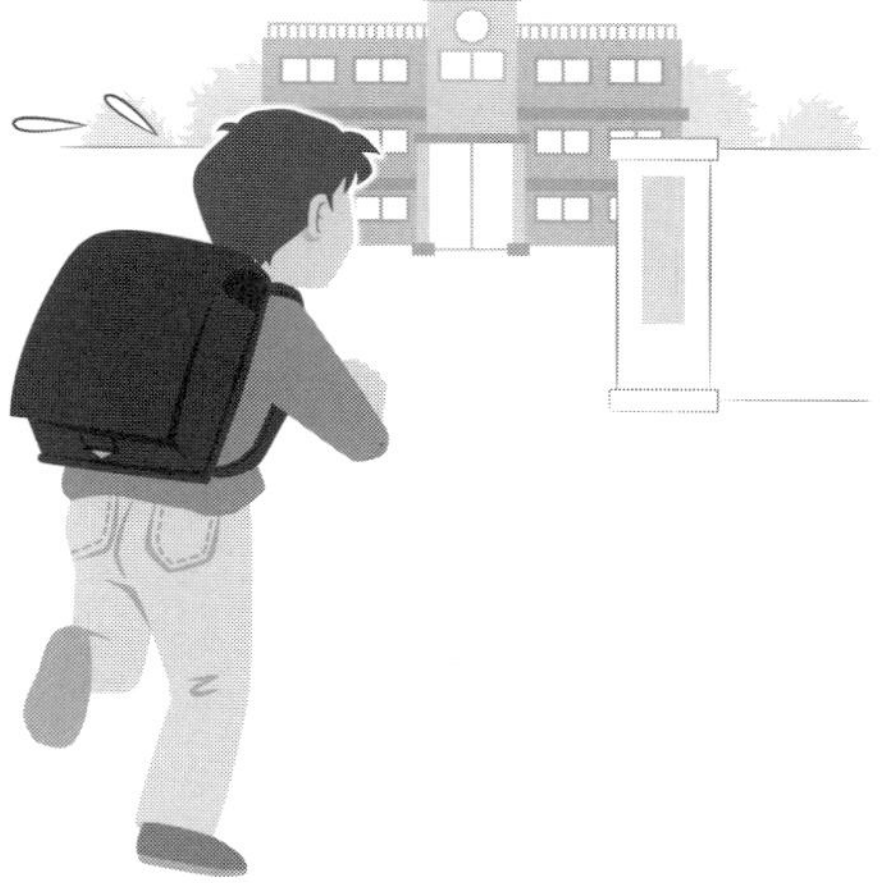

息切れせずに学校まで走れた！

息子の行動に変化が見られたのは、食事療法を始めて1ヵ月ほどたったときです。息子が「朝、息切れせずに学校の近くまで走れるようになった」といったのです。かんしゃくを起こす頻度《ひんど》も低くなり、注意したことに対して素直に「うん、わかった」ということがふえていきました。「ごめんね」や「ありがとう」という言葉もよく聞かれるようになりました。

以前は1行しか書けなかった日記が3

行、5行と書けるようになったり、宿題もちゃんとやるようになったりと、できることがどんどんふえ、毎年補習になっていたプールでは、食事療法を始めた翌年の夏にはついに25メートルをクロールで泳げるようになりました。

朝はよく「学校に行きたくない」と登校を渋り、車で送っていくことも多かったのが、2018年5月からは自分から歩いて行くようになっています。先生から「おだやかになった」「すごくがんばっている」といわれたときは、心から喜びました。

体調面では、小さいころから便秘で、毎朝「おなかが痛い」といっていたのが、いまは毎日お通じがつくようになりました。フェリチン値は、2018年7月に100ng/mlを超え、前年の12月からストラテラも飲んでいません。

私自身も、本格的に食事療法を始めて1~2ヵ月で、息苦しさや立ちくらみがなくなりました。抗うつ剤はいまも飲んでいますが、イライラしたり、泣きたくなったり、のどがふさがった感じがしたりすることはだいぶへっています。週2~3回飲んでいた頭痛薬も、しばらく飲んでいません。2018年7月には、私のフェリチン値も100ng/mlを超えました。

同じ食事をしている娘は、便秘が解消するとともに、口内炎《こうないえん》ができにくくなり、寝起きのかんしゃくがへりました。主人は軟便が改善したそうです。食事療法のおかげで、息子の発達障害だけでなく、家族全員の健康状態がよくなっていることを実感しています。

藤川徳美先生のコメント

中垣さん親子の初診時のフェリチン値は、お母様が8ng／ml、息子さんが46ng／mlでした。お母様の数値は一般的には基準値内ですが、当院では30ng／ml以下を鉄剤投与の適応とし、50ng／ml超えをめざして栄養療法を行い、最終的には100ng／mlを目標にしています。なお、男性は女性に比べて鉄不足に弱いため、男性のフェリチン値が50ng／ml以下の場合は、女性のフェリチン値10ng／ml以下に相当すると考えています。

こうした点をよく理解し、お母様がとても熱心に勉強して、いろいろ工夫をしながら食事療法を実践されたことで、息子さんはみるみる落ち着いてきました。

私は、コンサータやストラテラといった薬は食欲を落としてしまうため、栄養状態がさらに悪くなって逆効果だと考えています。それよりも、食事療法でADHDはよくなるのです。

現在は、2人ともフェリチン値が100ng／mlを超えたので、ひと安心です。これからも鉄分とたんぱく質が不足しない食事を続けてください。

注意欠陥障害で団体の輪に入れなかった息子が卓球部で大活躍し人といっしょに活動できるようになった

本尾《もとお》　香《かおり》（仮名）　看護師・46歳

本人の困り感をまわりに気づいてもらえない

現在、高校2年生の息子は小学3年生のとき、発達障害を専門とする小児科を受診しました。そこでいわれたのは、「注意欠陥・多動性障害（ADHD＝Attention-deficit hyper-activity disorder）」のなかでも、多動・衝動性のない「不注意優勢型（ADD＝Attention deficit disorder）」の疑いあり、という診断内容でした。

ADDは、暴れたり動きまわったりといった、目に見えてわかる問題行動があるわけではないので、発達障害のなかでも非常にわかりにくい障害です。ただ、親である私は、反応がまわりの子よりワンテンポ遅れていたり、7歳上の長女とは明らかに様子が違っていたりすることを、保育園のころから感じていました。友達の輪に加われていなかったり、話についていけなかったりするのが、見ているとなんとなくわかるのです。

問題は、本人が困っているのに、それを伝えられず、まわりにも気づいてもらえないことです。人と交流したいのにうまくできない、勉強が理解できていないのにそれをわかってもらえないことで、息子自身はとてもつらい思いをしていたと思います。

病院を受診したのと同じころ、学校の紹介によって県の教育センターで受けた「WISK《ウイスク》-Ⅲ」という検査でも、明らかに発達障害の兆候《ちょうこう》が見られました。なかでも「聴覚的短期記憶」が如実に低く、耳で聞いたことを覚えていられないようです。保育園のころから友達の名前がいえなかったのも、そのせいなのでしょう。小学校に上がってからは、先生からの連絡事項や宿題を忘れることも多々ありました。

加えて、「学習障害（LD＝Learning Disability）」の傾向もあり、テストの点数は壊滅的でした。まず、問題を読み進めることができないので、質問の内容が理解できません。読書感想文などは私が読んで聞かせて、「このときはどう思った？」とインタビュー形式で感想を引き出し、文章にしていかなくてはなりませんでした。

高学年になると、息子がワンテンポずれていることにまわりも気づき始め、遊びにも誘ってもらえず、ポツンと一人でいることがふえていきました。

息子が病院で「ADDの疑いあり」といわれたとき、私はショックよりも、「状況がわかれば治療の手立てがある」と期待を持ちました。放課後等デイサービス（障害のある学齢期児童が学校の授業終了後や学校休業日に通う療育《りょういく》機能・居場所機能を備《そな》えた福祉サービス）も紹介してもらい、月に1回、苦手な部分を強化する作業療法を受けるようになりました。病院での治療は、最初はカウンセリングが中心でしたが、小学5年生になってからは薬も飲むことにしました。コンサータという薬から始めて、中学校に上がるころにはストラテラという薬も併用するようになりました。しかし、正直なところ、薬の効果はあまり感じられませんでした。

明らかに動きがよくなりいきいきと映って見える

SNS（ソーシャル・ネットワーキング・サービス）で料理研究家のともだかずこさんの投稿を目にしたのは、効いているのかどうかわからない薬をこのまま飲み続けさせていくことに不安を感じ始めたころです。息子が中学3年生のときでした。

「食事療法で発達障害が改善する可能性がある」というともだpremiumさんの投稿を見て、「薬に代わるものがあれば試したい」と思った私は、ともださんが紹介していた藤川徳美《ふじかわとくみ》先生のクリニックに行ってみることにしました。２０１６年12月のことです。

息子の体内に鉄分を蓄えるたんぱく質の量を表すフェリチン値を測ってもらうと、40ng／ml台でした（男性の基準値は21～２８２ng／ml）。そして、このときから鉄とビタミンのサプリメント（栄養補助食品）を飲むとともに、高たんぱく・低糖質の食事療法を開始したのです。

食事療法を実践してまず感じたのは、サプリメントを飲みながら、肉を中心に、質のよい油などを買いそろえようと思うと、それなりにお金がかかるということです。そこで私は、挫折しないためにも、厳密にやろうとせず、できる範囲で実践することにしました。

いちばんとり入れやすかったのは卵です。目玉焼き、ゆで卵、卵焼きと、一日に３～４個ずつ食べるようにしました。子供には優先的に肉も食べさせました。肉が足りないときは豆腐などでたんぱく質をしっかりとるようにし、ホエイプロテイン（乳清《にゅうせい》のたんぱく質を主成分とする主に粉状の食品）も毎日飲んでいます。

糖質については、それまで朝はパンだけということもあったのですが、ベーコンと目玉焼きに、本人が食べたければ小さめのパンを食べさせています。昼は、中学の間は給食を普通に食べ、高校生になった現在は、おかずだけの弁当にしています。夜は、おかずから食べるようにして、ごはん（白米）を少しずつへらしていき、最近はほとんど食べなくなりました。

おやつも、これまでチョコレートやスナック菓子を思う存分食べていたのが、ナッツやプロテインバー、チーズ、サラダチキンを食べるようになりました。卓球部に所属しているのですが、卓球のとてもうまい子がストイックに糖質制限をしているのを見て、息子自身が糖質よりたんぱく質をとることを意識するようになったのです。

藤川先生の指導で薬は徐々にへらしていき、2017年の6月には完全に離脱することもできました。それに伴《ともな》って徐々に前向きな発言が出るようになっていったので、薬をやめたことはよい方向に働いたと思います。

薬をやめて食事療法に切り替えた現時点で、学習面にはまだあまり変化は感じられていません。とはいえ、体力面では明らかにスタミナがつきました。小学5年生から卓球を始めて、本人の希望で高校は卓球の強豪校に入学。当初は厳しい練習についていけずにへたばっていたのが、いまは一日4時間のハードな練習にも耐えられるようになりました。おかげで、地区大会レベルだった成績も、一度は県大会でベスト16に入るという快挙も成し遂げています。スタミナがついただけでなく、集中力も高まってきたのでしょう。

卓球を始めた小学生のころは仲間に入れてもらえず、試合にも負けて一人しょんぼり帰ってきていたのが、いまはそれなりに団体の中になじめるようにもなりました。明らかに動きがよくなり、私の目にはいきいきと映って見えます。また、会話の内容にも深みが出てきました。

なお、息子が中学3年生で藤川先生のクリニックを受診したとき、私もいっしょにフェリチン値を測ってもらったところ31ng／mlでした（女性の基準値は5～157ng／ml）。そのときから私も息子といっしょに、鉄やビタミンのサプリメントを飲み始めました。すると、鉄分が足りてきたのでしょう、生理のときのしんどさが軽減されてきました。

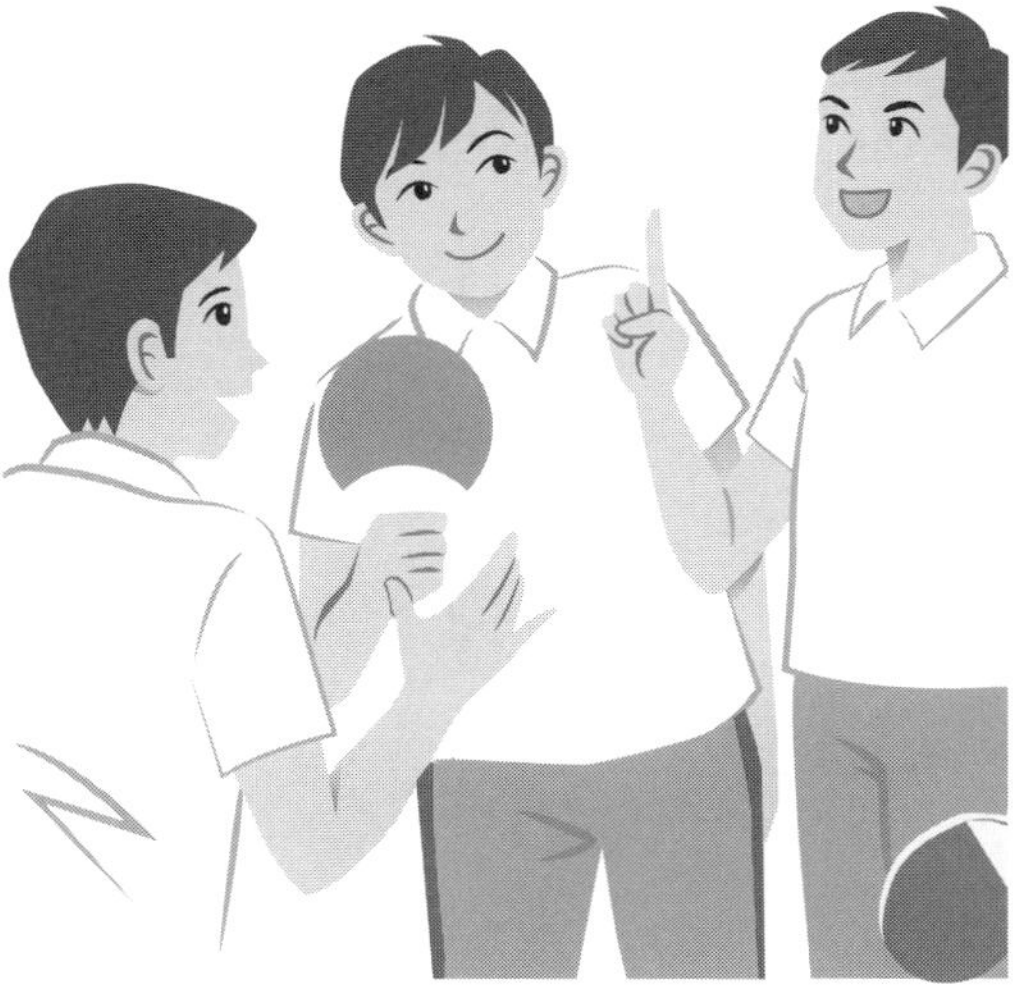

卓球部の仲間とも打ち解けている

ヘモグロビン値だけを見ていたときは、貧血を自覚したことはありませんでしたが、いま思うと、疲れやすくて、仕事を終えて帰ると何もする気が起こらないことがよくありました。鉄分をしっかり補給していると、疲れにくく、朝起きやすくなったことも実感しています。２０１８年10月現在のフェリチン値は87・２ng／mlです。

息子は部活が忙しくて藤川先生のクリニックへは行けておらず、その後、フェリチン値が改善しているかどうかは確かめていません。それでも前述したとおり、体力と集中力は明らかに伸びてきています。本当ならもっと肉の摂取量《せっしゅりょう》をふやして、食事療法を厳密に行えば、学習能力も上がってくるのかもしれません。

ただ、食事療法は続けられないと意味がないので、自分たちができる範囲で実践・継続することが大切だと考えています。また、発達障害は完全に治そうと気負うよりも、困り感をへらしたり、困ったときの対応策や助けを求める場所を持っておいたりすることが、いちばんの解決策になると思います。そのためには、専門家のカウンセリングや、放課後等デイサービスなどのリハビリ機関も大きなサポートになります。いまは息子にとって、食事療法・サプリメント・放課後等デイサービスが重要な3本柱になっていると感じています。

仕事柄、私は薬の副作用の怖さを目《ま》の当たりにしているので、断薬できたことは本当によかったと実感しています。私と同じような悩みを抱えているかたには、この食事療法をぜひ試してほしいと思います。

藤川徳美先生のコメント

当院では、フェリチン値30ng／ml以下を鉄剤投与の適応とし、50ng／ml超えをめざして栄養療法を行い、最終的には100ng／mlを目標にしています。本尾さんは、お母様、息子さんともに初診時のフェリチン値が低く、症状から見ても明らかに鉄不足の状態でした。

母親に鉄分不足・たんぱく質不足があると、気持ちに余裕がなくなり、ささいなことで子供をしかりつけ、子供が萎縮《いしゅく》してしまうことがあります。ですから、発達障害の子供の治療は、母親の鉄分不足・たんぱく質不足の治療を同時に行うことが、とても重要です。

動物性たんぱく質の摂取源として、確かに卵は価格的にも負担が少なく重宝します。食べられるなら、一日に5個以上食べてもかまいません。

学力の向上は、若ければ若いほど回復が見込めます。高校生になってからでは、厳しいかもしれません。それでも、鉄分とたんぱく質が足りてくれれば、いろいろなことへの適応力が増すので、生きる力が高まることは間違いないでしょう。

アスペルガー症候群で登校拒否の娘がおだやかで前向きになり私は薬をへらせて22・3キロもやせることができた

瀬戸口直子《せとぐちなおこ》（仮名）主婦・42歳

外ではよい子、家の中ではまるで「暴君」

中学2年生の娘は、乳児のころからあまり人と目を合わせたがらず、頭をなでようとするとのけぞっていやがるなど、感覚過敏《かんかくかびん》の兆候《ちょうこう》が見られました。しゃべり始めたのは遅かったのですが、いざ言葉を発するようになると爆発したようによくしゃべり、3歳のころには生意気な言葉で口答えばかりするようになりました。

ところが、私に対する態度と、外で見せる顔が極端に違っていて、保育園の先生に相談しても「お嬢さんはとてもよい子で、何も心配ないですよ」といわれます。家の中でも、まるで「暴君」のようなときがあるかと思えば、ベッタリくっついてきて甘えるときがあったりと、態度は両極端でした。

完璧主義でもあり、小学校に入学してからは、たとえば寝坊をしたときに遅刻して教室に入るということが、娘にはどうしてもできませんでした。悪ふざけをする男子がいると、見過ごすことができずに注意をして、波風を立ててしまうこともありました。そんなことが積み重なり、小学1年生の終わりごろには「学校に行きたくない」という日がふえていきました。

心配になった私は、娘が小学2年生になったとき、県の医療福祉センターに相談し、病院を受診することにしました。そこで発達障害の簡単なテストを受けた結果、娘は自閉スペクトラム症／自閉症スペクトラム障害（ASD＝Autism Spectrum Disorder）の一つである「軽度のアスペルガー症候群《しょうこうぐん》」といわれました。とはいえ、そのときは薬が処方されるわけでもなく、「何か困ったことがあれば、また受診してください」といわれただけでした。

けっきょく、小学3年生になると、学校を休む日がそれまでの月1～2回から週1回に、多いときは週2回にふえました。小学4年生になってからは担任の先生が厳しくて、「お母さん、甘やかせすぎです」といわれました。そこで、厳しく接するようにしてみたところ、小学5年生の秋には完全な不登校になってしまったのです。

娘は3歳のときから「夜驚症《やきょうしょう》」といって、夜中に泣いて大暴れすることが毎晩続いていました。朝になると、本人はそんなことはまったく覚えていません。7歳になって夜驚症は落ち着いたものの、それからも睡眠障害はありました。興奮すると夜寝つけなかったり、ふとんに入ってからも3時間ぐらいずっとしゃべり続けていたりします。熟睡できないので、朝起きてもつらくて、学校に行く気力もなかったのでしょう。いま思うと、そんな状態で無理に学校へ行かせようとして悪かったと反省しています。

不登校になったことで、小学5年生のときに再度病院を受診すると、今度は「ＷＩＳＫ《ウイスク》-Ⅳ」というテストによって「広汎性《こうはんせい》発達障害（ＰＤＤ＝pervasive developmental disorders）」と診断されました。しかし、定期的に通院してカウンセリングを受けるようすすめる医師に対し、娘は「話すことなんてない」と応じませんでした。睡眠障害を改善するために処方された薬も、飲もうとしません。このときも状況は変わらないまま、私はなすすべもなく娘との壮絶な日々を続けるしかなかったのです。

高校受験にも趣味にも前向きに取り組み始めた

ＳＮＳ（ソーシャル・ネットワーキング・サービス）で料理研究家のともだかずこさんと

知り合い、発達障害に食事療法がよいと教えていただいたのは、２０１６年12月でした。ともだ さんからの情報をもとにいろいろ調べていくと、精神疾患《しっかん》に栄養療法をとり入れている医師の藤川徳美《ふじかわとくみ》先生の理論にたどり着きました。そこで、翌年の2月から、まずは私が食事療法を試すことにしました。

というのも、私は娘が2歳のときから、ある精神疾患を患《わずら》い、通院しています。薬は9錠服用していました。薬の副作用で体重がふえ、以前は身長は１５３センチで52キロだったのが25キロもふえて77キロになりました。それでも薬を飲んで心おだやかに過ごせるならしょうがない、とあきらめていました。２０１６年の夏に体調をくずして血液検査を受けたときには、脂肪肝《しぼうかん》も指摘されています。おそらく、これも薬の影響でしょう。

ともだ さんや藤川先生がおっしゃっていることを参考に、私がまず実践したのは、糖質をへらすことと動物性たんぱく質をふやすこと、それに鉄分やビタミンをサプリメント（栄養補助食品）でとることです。

この食事を続けていたら、みるみる体調がよくなっていきました。体調がよくなると薬が過剰になり、眠けやめまいといった副作用が出てくるので、主治医と相談しながら薬をへらしていきました。すると、食事療法を始めてから2ヵ月後には、9錠飲んでいた薬が1・5

錠にまでへらせたのです。体重も11キロへって66キロになりました。その後、半年くらいは薬の離脱症状が出ていたものの、それでもがんばって食事療法を続けていたら、離脱症状が落ち着くとともに再び体重がスルスルと落ち始め、2018年の夏には54・7キロと合計で22・3キロの減量に成功しました。

こうして自分自身が食事療法の効果を実感したことで、私は娘にもこの食事を試すことにしました。

最初は白米にコンニャク米をまぜて炊き、徐々に糖質をへらしていきました。茶わんによそう量も6分めぐらいにしたり、見栄えがよいようワンプレートにしたりして、ごはんは本人が欲しがったときだけ出すなど工夫しました。

ごはんをへらした分、おかずをふやし、とくに肉はそれまで食べていたより頻度《ひんど》も量も多くしました。娘はもともと肉が好きなので、肉をふやすことに問題はありませんでした。サプリメントは飲んでくれないので、なるべく赤みの肉を食べさせるようにしました。

料理に使う砂糖は、天然の甘味料に変えました。以前は「和食が体によい」「野菜はたっぷりとるべき」という思い込みから、どうしても煮物など甘じょっぱい味つけの料理が多くなっていました。しかし、肉中心の食生活になると、そのような味つけが少なくなり、しだいに甘味料も使わなくなりました。最初のころは、糖質オフのお菓子やパンを作ったりもしていましたが、それも3ヵ月ほどで食べなくても大丈夫になりました。

ポテトチップスなどの代わりにスルメやジャーキーを買っておくと、娘はそれをおやつに食べています。ただ、欲しがったときにあまり厳しく制限すると反発するので、夏の間はアイスクリームなどは与えていました。

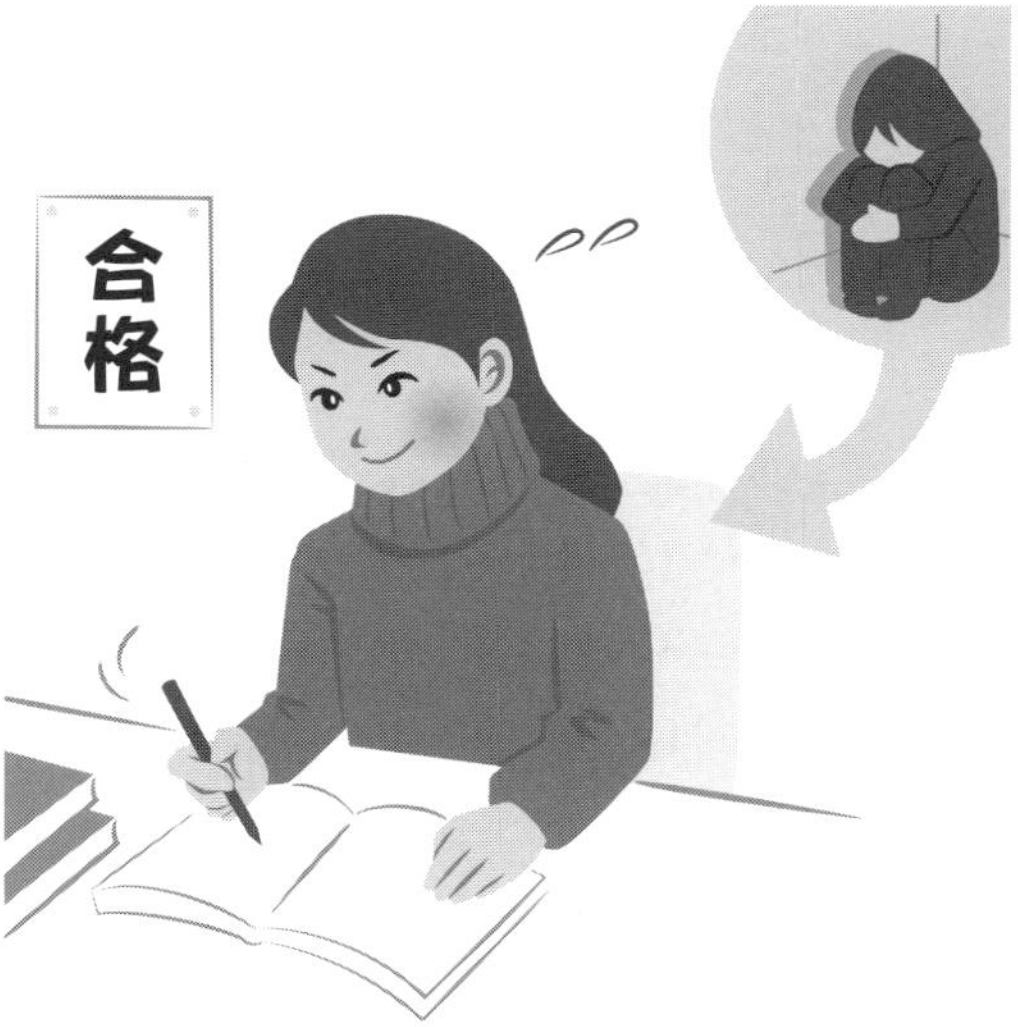

いまは高校受験をめざして勉強中

娘の変化を感じたのは、食事療法を始めて3ヵ月くらいたったときです。これまでよりもだいぶおだやかになり、きげんが悪いときでも以前ほど攻撃的にならなくなりました。親子ゲンカをしたあとも、少し時間がたって落ち着くと、きちんと私の話を聞いて反省するようになったのです。

中学2年生になる現在も、変わらず登校拒否は続いています。しかし、娘はいま、昼間部の定時制高校の受験をめざしていて、高校に行くことを楽しみにしています。

インターネットのおかげで友達もでき、先日はインターネットで知り合った友達とテーマパークに遊びに行きました。不登校になってからやる気を失っていた絵を描く趣味も、また再開しています。最近はスマホでコンピュータグラフィックスに取り組んでいて、親の私がいうのも何ですが、ビックリするぐらい上手な絵を描いています。一生懸命に取り組む様子を見ていると、集中力も高まっていることを実感します。

私はこれまでの血液検査では貧血を指摘されたことはなく、体内に鉄分を蓄えるたんぱく質の量を表すフェリチン値は測ったことがありません。娘にいたっては、生まれてこのかた血液検査すら受けたことがありません。でも、娘は朝が弱くて起きられず、めまいを訴えることもありました。私自身の体調の変化や、娘がこれほど前向きに物事に取り組めるようになっていることを考えると、やはり以前の私たちは、親子ともども鉄分やビタミンが足りていなかったのではないでしょうか。

なすすべがなかったころを思うと、食事療法という自分でできることがあるというのは、とてもありがたいことです。完璧を求めて自分や娘をしばり付けるのではなく、少しずつでも変化していけたらよいという気持ちで、これからも食事療法を続けていこうと思います。

藤川徳美先生のコメント

瀬戸口さんはフェリチン値を測ったことがないとのことですが、体験手記を読む限り、お母様も娘さんも、間違いなく重度の鉄分不足・たんぱく質不足があったと推測します。

鉄分不足があると、瞬間湯沸かし器のようにキレやすくなったりします。夜中に足がムズムズして、ウロウロしたりすることがあるので、娘さんの夜驚症も、もしかしたらそれに近いものだったのかもしれません。

鉄分不足の人に対して、当院では鉄剤や鉄のサプリメントをすすめているほか、それらが飲みにくいという人には鉄の水薬を処方することもあります。食事から補給するなら、やはり肉などを積極的に食べること。できれば動物性のホエイプロテイン（乳清《にゅうせい》のたんぱく質を主成分とする主に粉状の食品）を飲むと、より効果的です。もちろん、食事で肉をとることは、動物性たんぱく質を補給することにもなります。

まずは家庭の食事を変えること。それが、自分でできるいちばんの対処法です。家庭の食事を変えれば、家族全員が元気になるはずです。

おわりに

発達障害に対する食事療法の効果を多くの人に伝えたいという思いで、情報発信をし始めて約2年がたちました。発達障害の食事療法に取り組む人たちの情報交換と交流を目的に立ち上げたフェイスブックのグループは、2019年1月現在、約860名がメンバーとして参加してくださっています。

興味を持ってくださるかたがどんどんふえていることをうれしく思う一方で、それだけお子さんの発達障害に悩んでいるかたが多いということ、そして、発達障害が広く認知されてきているとはいえ、まだまだ支援体制はじゅうぶんではなく、一人でがんばろうとしている親御さんが多いということを実感しています。

私自身、息子の行動や友達との関係性が気になり始めたころ、学校の先生に様子をたずねても、「生徒がたくさんいるからわからない」といったニュアンスの解答をされることが多く、子育ての悩みは自分一人でなんとかするしかないと思っていました。けれども、息子が注意欠如・多動性障害（ADHD= Attention-deficit hyperactivity disorder）の診断を受け、本気で「なんとかしてあげよう！」と決意し、本書の監修をしていただいた藤川徳美《ふじかわとくみ》先生のクリニックを訪れてからは、私と息子はもちろん、まわりも変わってきたように思います。こちらの真剣さが伝わったのでしょうか。学校では先生の目が届きやすい場所に息子の席を置いてくれたり、行事があるときもしっかり見守ってくださったり、息子の様子を私に報告してくれたりするようにもなりました。

食事療法で発達障害がよくなるかもしれないという希望が持てたこと、そして一生懸命取り組む私たちにまわりの人たちが手を差し伸べてくれるようになったおかげで、当初は絶望と後悔で頭の中が真っ黒だったのが、いまではピンク色に変わりました。そのくらい、対応策を知ったことと、まわりのサポートが得られることは、心強いことだったのです。

ですから、本書を読んでくださったかたがたも、どうか一人で悩んだり、あきらめたりしないでください。本書が有益な情報となり、同じような悩みを抱える人たちをつなぎ、希望や勇気を持っていただくきっかけになれば幸いです。本気になれば、きっと道は拓《ひら》けると信じて、いっしょに前を向いて歩んでいきましょう。

それからもう一つ、私は本書で紹介した食事療法を、できればお子さんだけでなく、親御さんもいっしょに実践してほしいと考えています。というのも、子供の栄養状態は親から引き継いでいるので、お子さんがたんぱく質・鉄分不足なら、親御さんもたんぱく質・鉄分不足である可能性が非常に高いからです。

私の場合は、自分自身の不調からたんぱく質・鉄分不足に気づき、調べてみたら子供もそうだということがわかりました。発達障害のお子さんを持つ親御さんたちのなかには、自分では気づいていなくても、実は私と同じようなたんぱく質・鉄分不足による不調がある人も多いのではないでしょうか。

たんぱく質・鉄分不足は、肉体だけでなく精神面にもさまざまな影響を及ぼします。お子さんといっしょに動物性たんぱくや鉄分をしっかりとる食事を実践すれば、子育てに対する悩みや、イライラしたり不安になったりすることもへって、きっと親御さん自身もらくになるはずです。

食事のときに子供だけ違うメニューを食べさせるより、家族みんなで同じものを食べるほうが、子供にとってもよいのはいうまでもありません。

家族みんなで実践すれば、家族全員が元気になれる。この食事療法は、みんなを幸せにするものだと確信しています。

最後になりましたが、本書の監修を賜《たまわ》りました藤川徳美先生、貴重な体験手記を寄せていただいた4人のお母さんがた、発達障害の子供のための食事療法を世に広める機会をくださった株式会社マキノ出版様に深謝申し上げます。

２０１９年、晩冬

著者記す

参考文献

『うつ・パニックは「鉄」不足が原因だった』藤川徳美著　光文社
『うつ消しごはん』藤川徳美著　方丈社
『はじめての糖質オフスイーツ』ともだかずこ著　法研
『糖質制限の教科書』江部康二監修　洋泉社
『マンガでわかるココロの不調回復 食べてうつぬけ』奥平智之著　主婦の友社

ともだかずこ

糖質オフスイーツ・家庭料理研究家。AGEフード・コーディネーター、国際薬膳食育師3級、オーソモレキュラー・ニュートリション・エキスパート（栄養アドバイザー）。2015年より高たんぱくな糖質制限食を実践するとともに、糖質オフメニューの開発を行う。フェイスブックやクックパッドで公開した糖質オフレシピは、糖質量を抑えるだけでなく栄養価が高いと実践者の間で話題となる。17年より糖質オフや食事療法をテーマに講座・講演活動をスタートさせるなど、糖質オフを広めるため活動中。18年には、一般社団法人ビタミン・ケトン療法会理事に就任。著書に『はじめての糖質オフスイーツ』（法研）がある。

ホームページ：https://lowcarbhouse2015.wixsite.com/website

■ビタミン文庫

食事でよくなる！ 子供の発達障害

2019年3月10日／第1刷発行
2019年4月19日／第3刷発行

著　者　ともだかずこ
監修者　藤川徳美
発行者　室橋一彦
発行所　株式会社マキノ出版
〒113-8560 東京都文京区湯島2-31-8
☎ 03-3815-2981
マキノ出版のホームページ　https://www.makino-g.jp

印刷所
製本所　恵友印刷株式会社

落丁本・乱丁本はお取り替えいたします。

お問い合わせは、編集関係は書籍編集部（☎03-3818-3980）、販売関係は営業制作部（☎03-3815-2981）へお願いいたします。定価はカバーに明示してあります。

ISBN978-4-8376-1336-7